CONTINENCIA.

Soluciones, información y autoayuda para pacientes, familiares y cuidadores.

Dr. Jorge Clavijo Eise[illegible]

Editor.

Autores: Badía H, Castillo E, Chiva W, Craviotto F, Cura G, Dieppa V, Duarte C, Eguiluz E, Fernández A, Ferreira N, Galván A, Guillén L, Gutiérrez F, Martínez L, Mintegui D, Molina V, Montaña E, Mouro L, Paciel D, Pérez A, Pou R, Rosenbaum T, Varela M, Villa C, Waller G.

Editor: Dr. J. Clavijo Eisele, FEBU. Profesor Agregado de Clínica Urológica. Facultad de Medicina. Univ. de la Republica. Montevideo. Uruguay. Consultant Urological Surgeon. St Hugh's Hospital. Grimsby. UK.

Autores invitados: Aux Enfermería: Guillén L, Molina V.

Nurse: Fernández A, Gutiérrez F, Pérez A.

Dres.: Badía H, Castillo E, Chiva W, Craviotto F, Cura G, Dieppa V, Duarte C, Eguiluz E, Ferreira N, Galván A, Martínez L, Mintegui D, Montaña E, Mouro L, Paciel D, Pou R, Rosenbaum T, Varela M, Villa C, Waller G .

Impresión: Kindle Direct Publishing.

Editorial: Urology Solutions Publishing.

Urology Solutions Publishing

ISBN: 978-0-9931760-8-1.

Dedicación.

A nuestros pacientes.

A los profesionales que tratan pacientes con incontinencia y disfunciones miccionales y pélvicas.

CONTENIDO

CONTINENCIA. 1
Dedicación. 3
Contenido 4
Autores. 6
Capítulo 1. Continencia y Micción. Cómo funcionan? 12
LA MICCIÓN. 12
CONTROL DE LA MICCIÓN. 17
COORDINACIÓN DE LA MICCIÓN. 17
COMO FUNCIONA LA CONTINENCIA? 19
DESARROLLO DE LA CONTINENCIA. 19
QUE ES LA INCONTINENCIA URINARIA (IU)? 20
INFORMACIÓN ADICIONAL. 23
Capítulo 2. Como se llega al diagnóstico de la incontinencia urinaria. 28
TIPOS DE INCONITINENCIA DE ORINA. 31
COMO SE REALIZA EL DIAGNÓSTICO DE INCONTINENCIA DE ORINA? 34
CONCLUSIÓN. 44
INFORMACIÓN ADICIONAL. 45
Capítulo 3. Estudios Urodinámicos. 46
FLUJOMETRÍA. 46
CISTOMETRÍA DE LLENADO Y MICCIONAL. 47
CONCLUSIÓN. 50
INFORMACIÓN ADICIONAL. 50
Capítulo 4. Tratamiento de la Incontinencia Urinaria. 51
HABITOS, COSTUMBRES Y DIETA. 53
INCONTINENCIA DE ORINA DE URGENCIA. MANEJO. 57

GUIA DE TRATAMIENTO PARA LA INCONTINENCIA POR URGENCIA. 71

INFORMACIÓN ADICIONAL. 76

USO DE ESTROGENOS A NIVEL VAGINAL. 77

INCONTINENCIA URINARIA DE ESFUERZOS. MANEJO. 81

GUIA DE TRTATAMIENTOS PARA LA INCONTINENCIA DE ESFUERZO. 95

INCONTINENCIA DE ORINA MIXTA. 101

ENURESIS. 102

INFORMACIÓN ADICIONAL. 112

FÍSTULAS URINARIAS. 114

INTERVENCIONES DE APOYO Y MITIGACION. 119

INFORMACIÓN ADICIONAL. 128

Capítulo 5. Pacientes con Vejiga Neurogénica. 130

ENFERMEDADES NEUROLOGICAS Y LESIONADOS MEDULARES. 130

DISREFLEXIA AUTONOMICA. 148

INFORMACIÓN ADICIONAL. 152

ÍNDICE DE TÉRMINOS. 154

Autores.

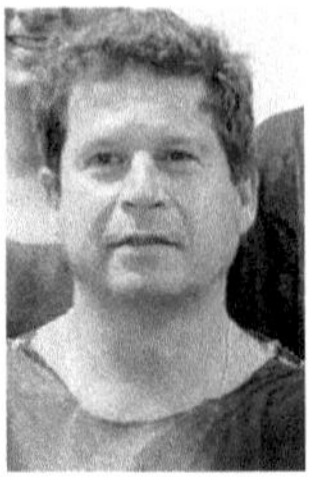

Dr. Hugo Badía Pintos.
Ex-Profesor Adjunto de Clínica Urológica. Facultad de Medicina. Univ. de la Republica. Montevideo.
Jefe del Departamento de Urología del CASMU. Montevideo.

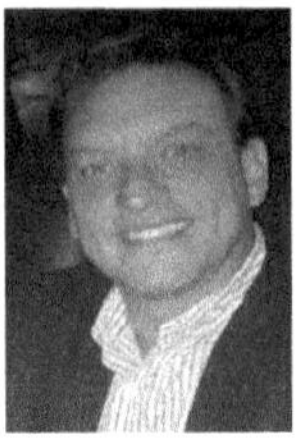

Dr. Edgardo Castillo Pino.
Profesor Agregado de Clínica Ginecológica "B". Facultad de Medicina. Univ. de la República. Montevideo.
Unidad de Continencia de AE1aSM, Montevideo.
Policlínica de Piso Pélvico, Departamento de Ginecología del CASMU. Montevideo.

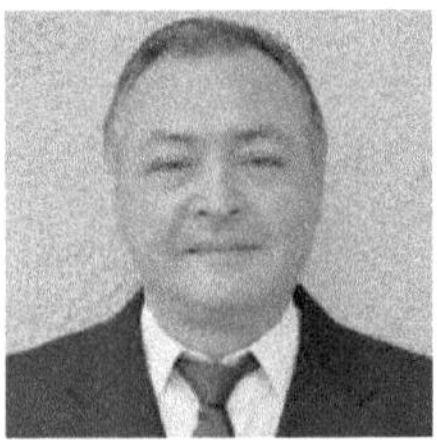

Dr. Wilson Chiva.
Urólogo Pediátrico. Departamento de Urología del CASMU. Montevideo.

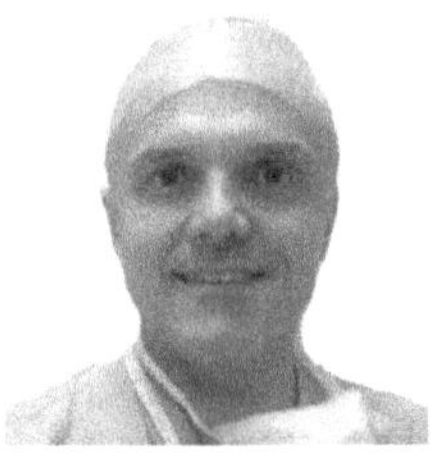

Dr. Jorge Clavijo Eisele, FEBU.
Profesor Agregado de Clínica Urológica. Facultad de Medicina. Univ. de la Republica. Montevideo.
Consultant Urological Surgeon. St Hugh's Hospital. Grimsby. UK.
Director del Departamento de Urología de Sociedad Médica Universal. Montevideo.
Unidad de Continencia y Disfunción Pélvica. Departamento de Urología del CASMU. Montevideo.

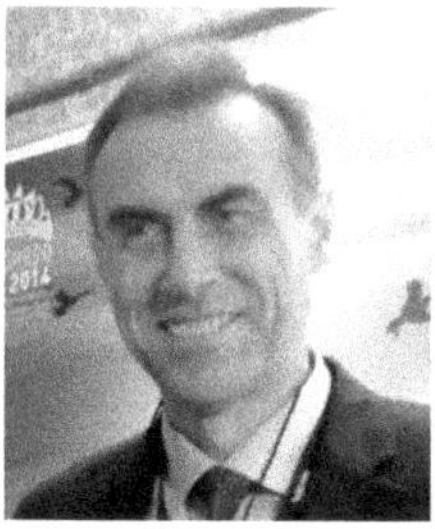

Dr. Fernando Craviotto.
Ex-Profesor Adjunto de Clínica Urológica. Facultad de Medicina. Univ. de la Republica. Montevideo.
Jefe Servicio de Urología del SMI y Sanatorio Americano. Montevideo.
Unidad de Continencia de MUCAM, Montevideo y COMECA, Canelones.

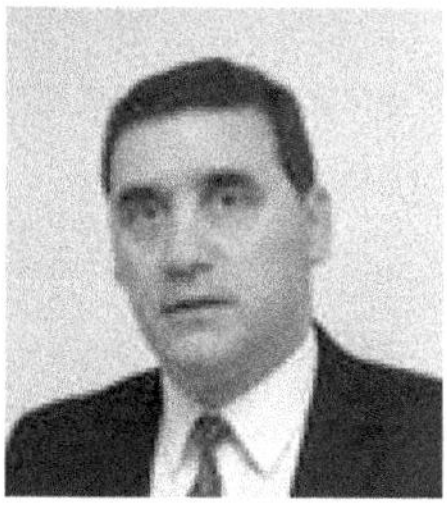

Dr. Gabriel Cura Hochbaum.
Ex-Profesor Adjunto de Clínica Ginecológica Facultad de Medicina. Univ. de la República. Montevideo.
Ginecólogo. Servicio de Ginecología de Sociedad Médica Universal.

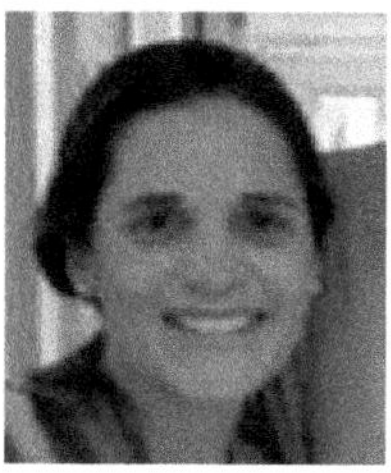

Dra. Viviana Dieppa.
Uróloga. Departamento de Urología del CASMU. Montevideo.

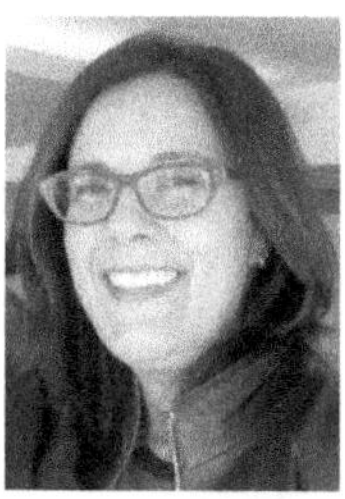

Dra. Carolina Duarte.
Uróloga G2. Departamento de Urología del CASMU. Montevideo.

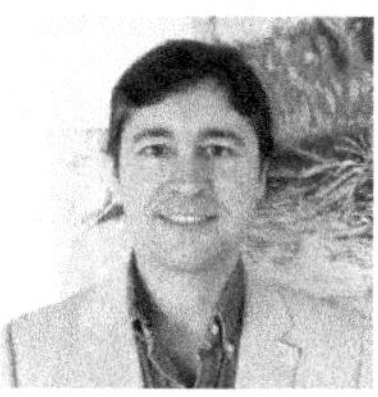

Dr. Edward Eguiluz.
Profesor Agregado de Clínica Urológica. Facultad de Medicina. Univ. de la Republica. Montevideo.
Hospital y Asistencial de Maldonado.
Docente de Urología. Facultad de Medicina. Universidad CLAEH. Maldonado.

Dr Jorge Clavijo Eisele

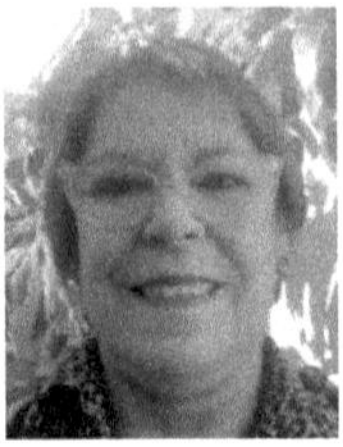

Lic. de Enfermería Ana Fernández.
Departamento de Urología del CASMU.
Montevideo.

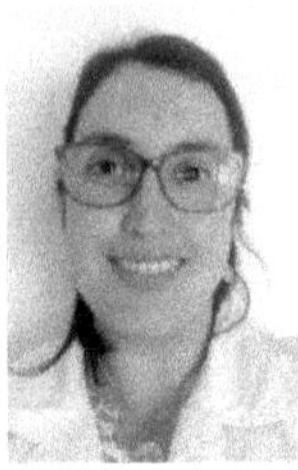

Dra. Noelia Ferreira.
Asistente de Clínica Urológica. Facultad de Medicina.
Univ. de la Republica. Montevideo.

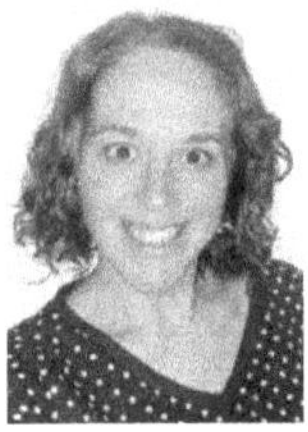

Dra. Analía Galván Panosian.
Residente de Clínica Urológica. Facultad de Medicina. Univ. de la Republica. Montevideo.

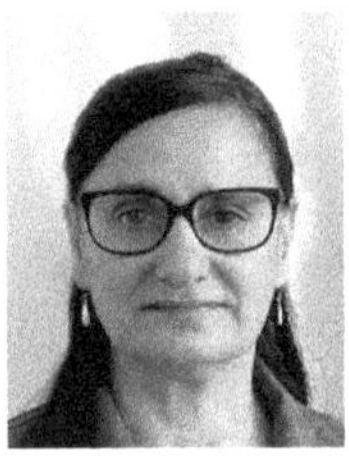

Aux de Enfermería Lujan Guillén.
Clínica Urológica. Hosp de Clínicas. Facultad de Medicina. Univ. de la Republica. Montevideo.

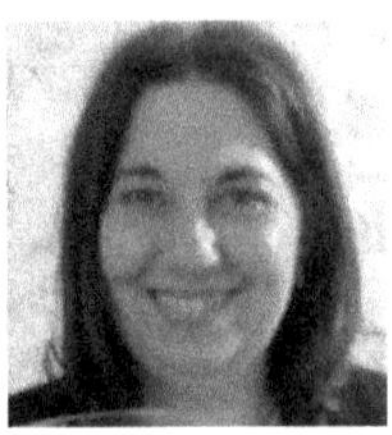

Lic. de Enfermería Fabiana Gutiérrez Borges.
Policlínica de Piso Pélvico, Departamento de Ginecología del CASMU. Montevideo.

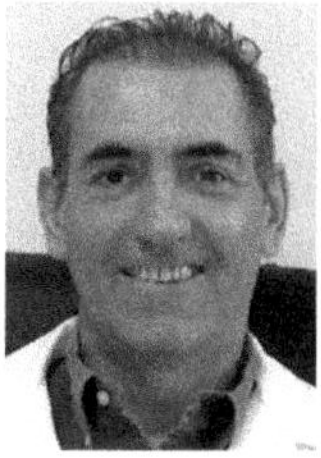

Dr. Levin Martínez.
Profesor Titular de Clínica Urológica. Facultad de Medicina. Univ. de la Republica. Montevideo.

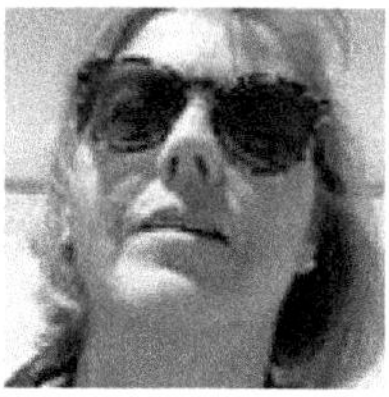

Dra. Dominique Mintegui.
Cirujana Pediátrica. Unidad de Urodinamia. Hospital Pereira Rossell. Montevideo.

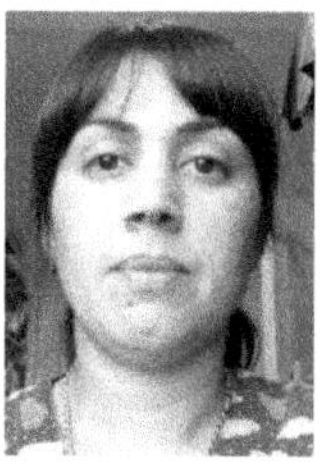

Aux de Enfermería Virginia Molina.
Clínica Urológica. Hosp de Clínicas. Facultad de Medicina. Univ. de la Republica. Montevideo.

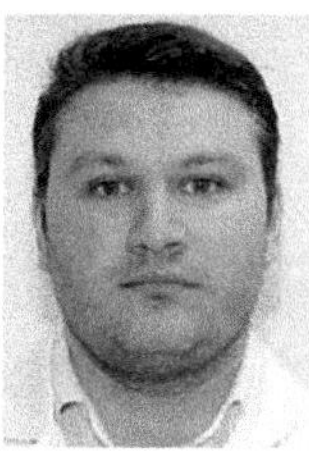

Dr. Emmanuel Montaña.
Profesor Adjunto de Clínica Urológica. Facultad de Medicina. Univ. de la Republica. Montevideo.

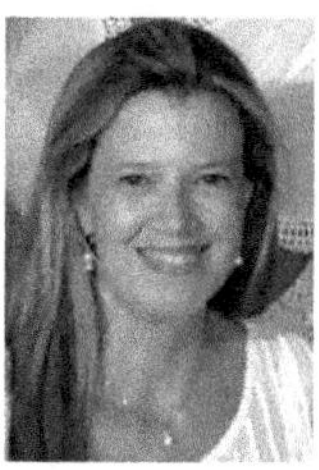

Dra. Laura Mouro Giudice.
Sub Jefa Departamento de Urología del CASMU. Montevideo.
Jefa Servicio de Urología Hospital Maciel. Montevideo.

Dr Jorge Clavijo Eisele

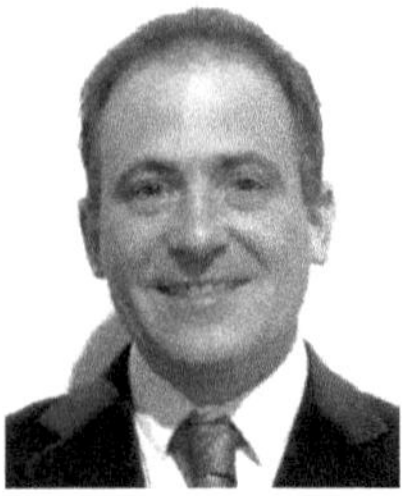

Dr. Diego Paciel.
Unidad de Continencia de MUCAM, Montevideo y CAMS, Salto.

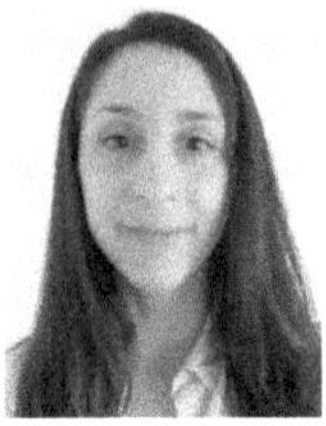

Lic. de Enfermería Ana Pérez.
Clínica Urológica. Hosp de Clínicas. Facultad de Medicina. Univ. de la Republica. Montevideo.

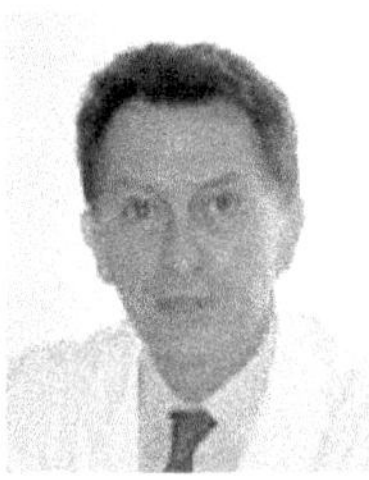

Dr. Ricardo Pou Ferrari.
Ex-Profesor Agregado de Clínica Ginecológica. Facultad de Medicina. Univ. de la República. Montevideo.
Director de Clínica Pou. Montevideo.

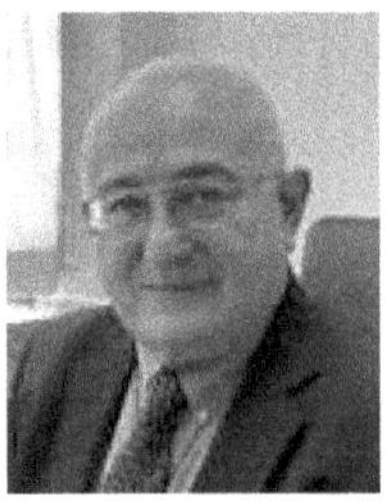

Dr. Tomás Rosenbaum.
Consultant Urological Surgeon. St John & St Elizabeth Hospital. Londres. UK.

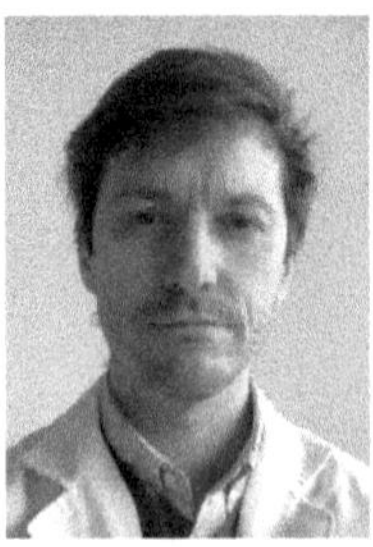

Dr. Martín Varela.
Servicio de Urología de Casa de Galicia. Montevideo.
Instituto de Nefrología y Urología. Montevideo.

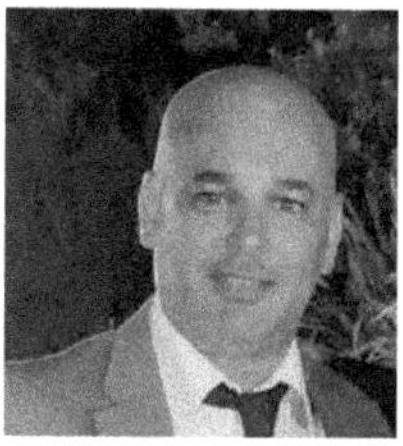

Dr. Claudio Villa.
Urólogo G3. Servicio de Urología. Hospital Militar. SSFFAA.
Urólogo G3. Departamento de Urología del CASMU. Montevideo.

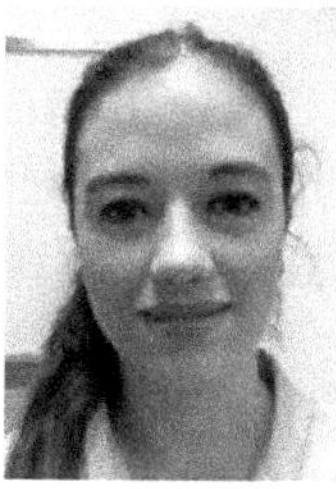

Dra. Gabriela Waller.
Uróloga. Unidad de Urodinamia, AE1aSM, Montevideo.
Departamento de Urología del CASMU. Montevideo.

Capítulo 1. Continencia y Micción. Cómo funcionan?

Dres. Edward Eguiluz, Laura Mouro, Emmanuel Montaña, Carolina Duarte y Jorge Clavijo.

Para entender el funcionamiento del ciclo de la continencia y de la micción es necesario conocer la anatomía del aparato urinario inferior. En especial de: la vejiga, el conducto de salida de la orina, los músculos y los nervios. Los esquemas siguientes lo ayudaran en ese sentido.

LA MICCIÓN.

La micción es una función mediante la cual se consigue el vaciado de la orina, cuando la vejiga ha llegado a su capacidad y los condicionamientos sociales y el lugar son adecuados. Fig. 1.

La función vesical normal incluye dos fases: la fase de llenado y la fase de vaciado vesical (micción).

Para considerar que la micción sea normal en una persona adulta, deber ser:

- Voluntaria: significa poder orinar cuando se quiera.
- Completa: cuando se orina, la vejiga queda completamente vacía.

- Continua: el chorro urinario normal debe ser seguido, sin intermitencias.
- Satisfactoria: no puede ser desagradable ni dolorosa.
- Interrumpible: que se puede interrumpir voluntariamente cuando se quiere.
- Distanciada: a intervalos en el tiempo socialmente aceptables, aunque ello estará condicionado por la cantidad de ingesta de líquidos.
- Sin componente de esfuerzo abdominal: debe producirse por relajación y sin presión abdominal.
- Diferible: se debe poder posponerla hasta que sea adecuada la ocasión de orinar.

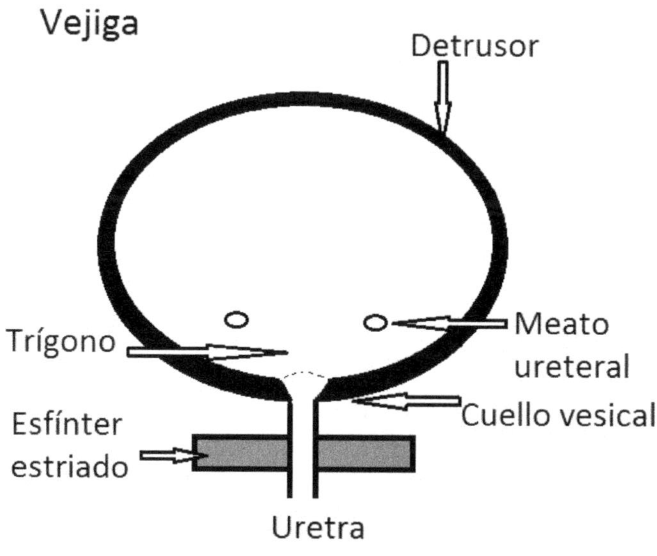

Fig. 1. Aparato urinario bajo.

La incontinencia urinaria es consecuencia del fallo de la fase de llenado vesical.

Para comprender las causas de la incontinencia es preciso establecer cómo se realiza la micción. Durante el llenado vesical la vejiga se relaja y el conducto de salida de la orina mantiene cerrada la salida de la misma. En la fase de llenado la vejiga se va llenando despacio con la orina que le llega desde los riñones; sin aumentar la presión en su interior, de manera inconsciente. La vejiga seria como un globo elástico. Los mecanismos de cierre del conducto de salida de la orinal serian: el cuello de la vejiga, los músculos pélvicos y la elasticidad del conducto de salida de la orina. Fig. 2.

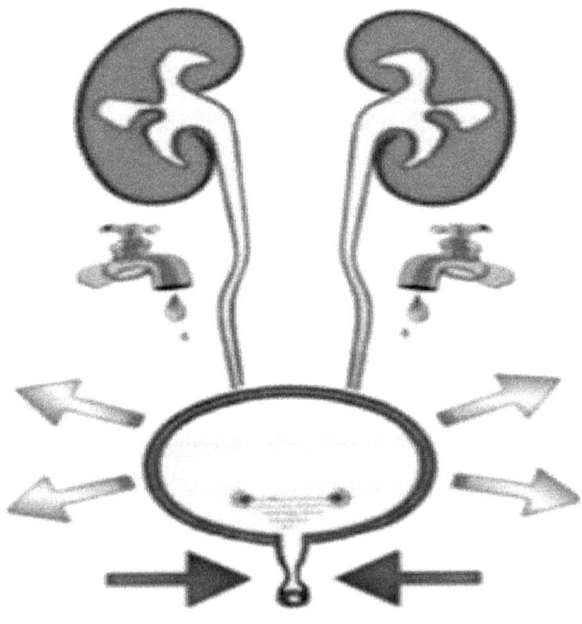

Fig.2. Fase de llenado.

En la fase de llenado vesical, el individuo retiene su orina durante un tiempo, esto depende del ritmo de la formación y evacuación de orina y de las circunstancias sociales.
El volumen de orina depende de factores individuales, como: la ingesta de líquido, la temperatura ambiental (sudoración), el ritmo respiratorio y los ejercicios físicos.
La capacidad vesical varía según los individuos, considerándose normal entre 350 y 500 ml (algo mayor en las mujeres). Esta capacidad es menor en los niños, y va a estar en relación con su edad y peso.
El cuello vesical y el musculo pélvico permanecen cerrados durante la fase de llenado vesical, mientras que la vejiga se acomoda a su contenido sin que haya un aumento de la presión significativo dentro de la vejiga. Cuando la vejiga alcanza su capacidad (deseo miccional) y la persona no tiene ningún impedimento fisiológico, psicológico ni social, es el momento adecuado para que se produzca el vaciado vesical (micción).
En la micción el musculo pélvico se relaja y se contrae la vejiga al tiempo que se relaja el cuello vesical (se abre la conducto de salida de la orina). La micción es un acto voluntario, natural, en el que se necesita la coordinación entre: vejiga, el cuello vesical y el musculo pélvico . El conducto de salida de la orina relajado permite el paso de la orina hacia afuera, expulsándola al exterior gracias a la presión producida por la contracción de la vejiga. Fig. 3.

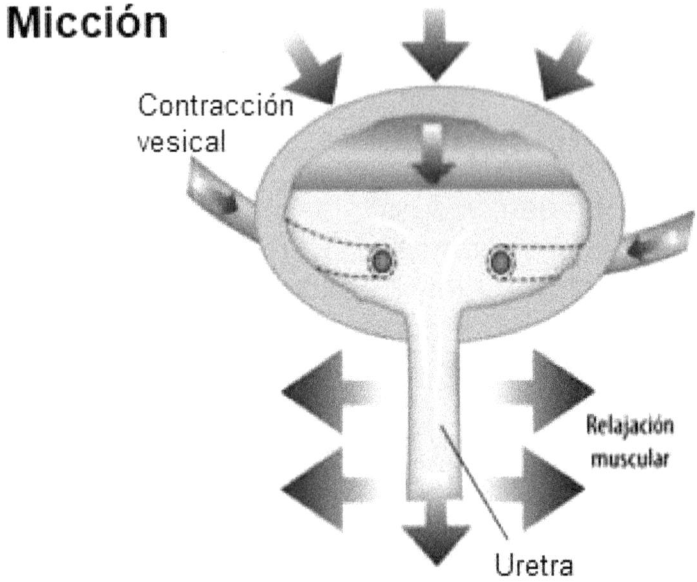

Fig. 3. Fase de micción[1].

[1] Modificado de: Fisiología humana, 4ed. Jesús A. Fernández-Tresguerres.

CONTROL DE LA MICCIÓN.

El sistema nervioso es el encargado del control de la micción. Al igual que en el resto de los otros sistemas del organismo, el sistema nervioso controlará el funcionamiento del aparato urinario inferior.

Dentro del funcionamiento del tracto urinario inferior, la fase de llenado es involuntaria e inconsciente. Sólo ante la posibilidad de un escape de orina se pondrá en acción el sistema nervioso voluntario, para contraer más el musculo pélvico y así evitar la incontinencia.

Durante la micción se produce, en primer lugar, la relajación del musculo pélvico, seguido de la contracción de la vejiga.

COORDINACIÓN DE LA MICCIÓN.

Durante la fase de llenado de la vejiga, el cuello de la vejiga y el musculo pélvico permanecerán cerrados para evitar la salida de orina por el conducto de salida de la orina. Cuando la vejiga ha alcanzado su capacidad, se relaja el musculo pélvico. Enseguida el cuello de la vejiga se abre y al mismo tiempo se contrae la vejiga.

Para que exista esta coordinación es preciso que todas las estructuras nerviosas responsables de la continencia y micción estén sanas. Es necesaria, para una función correcta, la integridad de la totalidad del sistema nervioso. Fig. 4.

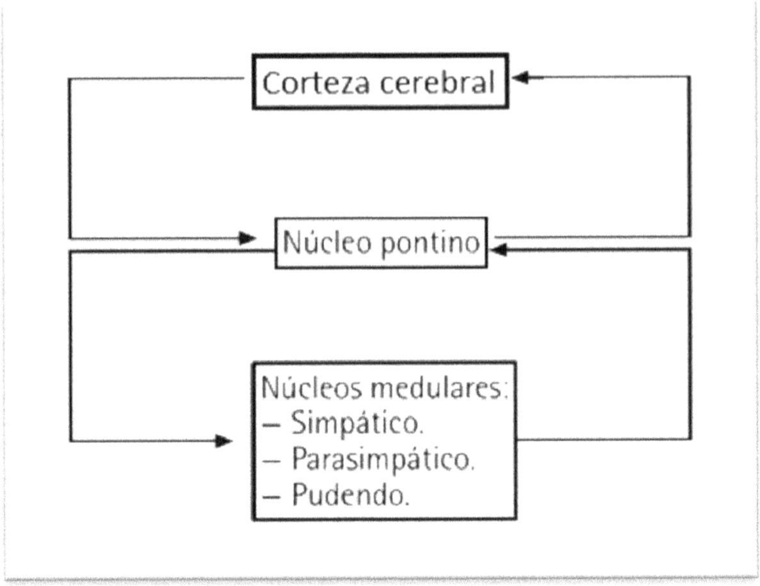

Fig. 4. Niveles de control miccional.

La continencia es la capacidad de una persona para diferir la micción hasta el momento en el que pueda vaciar su vejiga en el lugar y momento adecuados.

COMO FUNCIONA LA CONTINENCIA?

La presencia de prolapso y alteraciones en los músculos pélvicos en las mujeres hace que los músculos no sean capaces de prevenir la incontinencia durante los esfuerzos. El prolapso vesical ubica a los órganos afectados fuera del área donde se produce un aumento de presión de cierre del conducto de salida de la orina capaz de mantener la continencia. Las causas de los prolapsos son variadas (y discutidas), pero es un problema benigno y en muchos casos prevenible. El prolapso produce una alteración anatómica que debe ser corregida junto o preferentemente antes que la incontinencia. Es prácticamente imposible lograr una función normal con una anatomía anormal.
En los hombres, el daño al esfínter estriado y su inervación durante las operaciones prostáticas produce similares consecuencias.

DESARROLLO DE LA CONTINENCIA.

Durante el primer año de vida la micción se desencadena no sólo cuando la vejiga llega al límite de su capacidad, sino también por cualquier estímulo externo capaz de producir la contracción refleja de la vejiga y la relajación del musculo pélvico. No obstante, algunos estudios han demostrado que el sistema nervioso central también interviene en el control desde la edad fetal. Se ha demostrado que incluso en recién nacidos la vejiga está generalmente en reposo y no se orina durante el sueño.

En el periodo de la vida previo al control miccional la micción es generalmente automática, involuntaria y coordinada. Entre el primer y segundo año, se desarrolla la sensación consciente de llenado vesical. A través de un proceso de aprendizaje activo, el niño adquiere la voluntad de inhibir o posponer la micción hasta que se considere aceptable. Desde el nacimiento hasta alcanzar los patrones de micción del adulto es necesario un sistema nervioso intacto. Todo esto se alcanza de los 3 a los 5 años, cuando el niño se mantiene seco, tanto de noche como de día.

El control miccional es complejo e involucra varias áreas del sistema nervioso central, periférico y del aparato urinario. La falta de control miccional durante la noche se denomina Enuresis. Está presente en el 20% de los niños a los 4 años y en el 10% a los 8 años.

QUE ES LA INCONTINENCIA URINARIA (IU)?

La incontinencia urinaria es la pérdida involuntaria de orina. Esto puede significar para la persona que lo sufre un problema higiénico, social y psíquico y una importante limitación de su actividad laboral, educativa e individual.

Este problema, presente en todas las edades y en ambos sexos, tiene una incidencia similar entre niños y niñas, pasando en la madurez a ser mucho más frecuente en mujeres que en hombres. A partir de los sesenta y cinco años la frecuencia de la incontinencia en la población se incrementa de forma paralela y acelerada con los años, tendiendo a igualarse las diferencias previamente existentes entre ambos sexos.

La incontinencia como síntoma:

- De urgencia: es la pérdida involuntaria de orina asociada a un fuerte deseo de orinar (urgencia).
- De esfuerzo: el síntoma indica que el paciente experimenta pérdidas involuntarias de orina en relación con los movimientos y el aumento de presión abdominal (esfuerzo de tos, risa).
- Inconsciente: la incontinencia puede ocurrir en ausencia de urgencia y sin ser consciente de la pérdida de orina.
- Enuresis: se usa para denominar la incontinencia durante el sueño.
- Goteo post-miccional e incontinencia continua: denotan otras formas de incontinencia ligadas a la pérdida de orina tras la micción, o al goteo continuo.

Causas de la incontinencia urinaria:

- Alteración de la vejiga (vejiga hiperactiva).
- Conducto de salida de la orina incompetente (falla del mecanismo de cierre del conducto de salida de la orina):
- Alteración de los músculos pélvicos (pérdida de tono y elasticidad).
- Daño neurológico.
- Por combinación de los mecanismos anteriores.

Incontinencia urinaria: es la manifestación por parte del paciente de escape de orina. En cada situación concreta, la incontinencia urinaria debería ser descrita además especificando los factores relevantes, como el tipo, frecuencia, severidad, factores desencadenantes, impacto social, efecto sobre la higiene y calidad de vida, las medidas utilizadas para manejar las pérdidas, y si el paciente desea o no ayuda para su incontinencia urinaria.

- Incontinencia urinaria de esfuerzo (IUE): es la percepción del escape de orina con el esfuerzo (tos, estornudos, etc.).
- Incontinencia urinaria de urgencia (IUU): es la pérdida involuntaria de orina acompañada o inmediatamente precedida de urgencia.
- Incontinencia urinaria mixta (IUM): es la percepción de la pérdida involuntaria de orina asociada tanto a la urgencia como al esfuerzo.
- Incontinencia urinaria continua: es la pérdida de orina permanente.
- Otros tipos de incontinencia urinaria pueden ocurrir en determinadas situaciones, por ejemplo la incontinencia durante la relación sexual, o la incontinencia con la risa.

Incontinencia funcional es el nombre dado a la incontinencia urinaria donde no hay alteraciones en el sistema nervioso (que controla la vejiga) o el tracto urinario inferior. Un ejemplo es la incontinencia porque no se puede llegar al baño, debido a escasa movilidad. Fig.5.

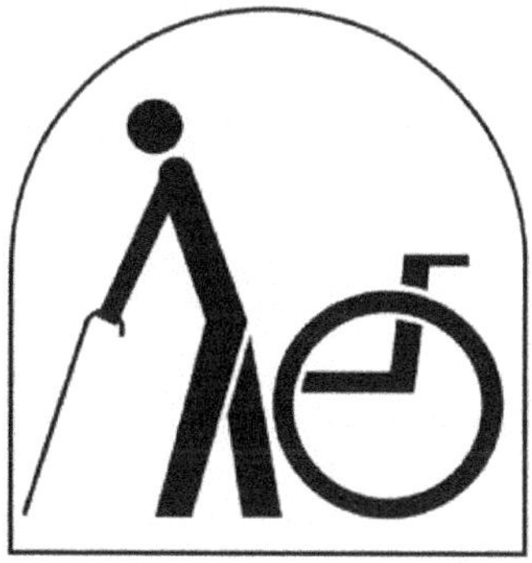

Fig. 5. Reducción de la movilidad.

Signos sugestivos de disfunción del tracto urinario inferior (DTUI).

Los signos son los indicadores objetivos de enfermedad observados por el médico, incluyendo maniobras simples para verificar y cuantificar los síntomas. Las tablas de frecuencia/volumen (diario miccional), el número de absorbentes o protectores diarios y cuestionarios validados de síntomas y calidad de vida (IPSS, AUASI, ICIQ, UDI-6, etc.) son ejemplos de otros instrumentos que deben ser utilizados para verificar y cuantificar los síntomas.

INFORMACIÓN ADICIONAL.

1. Incontinencia urinaria: conceptos útiles para Atención Primaria. Martínez Agulló E, Albert Torne R, Bernabé Corral B. Indas; 1998. p. 19-42.
2. Consenso sobre terminología y conceptos de la Función del Tracto Urinario Inferior. Grupo de Urodinámica Español y de Sinug. Actas Urol Esp 2005; 29: 16-30.
3. Giggle incontinence: micción patológica durante la risa. Fernández, W., Clavijo, J. Lab. de Neuro-urología.

Depto. de Urología. Hosp. de Clínicas. Montevideo. I Congreso Ibero-Americano de Neuro-urología y Uro-ginecología. Punta Del Este. Uruguay. 1989.
4. Incontinencia Urinaria. Fernandez-Gomez W, Pereyra-Flores W, Costabel G, Clavijo J, Nallem J, Montero D. Cuad. Urol. Urug. p 1-5, 1993.

EAU Diario Miccional de la EAU — Español

Utilice este diario para registrar lo que bebe, y apuntar el volumen que orina cada vez que utilice el baño. Usted puede medir el volumen de orina fácilmente con el uso de un recipiente medidor. Anote cada vez que sienta gran urgencia para orinar, o cuando tenga alguna pérdida de orina. Esta información ayudará a su médico a entender mejor su sintomatología.

En este ejemplo se ilustra cómo se debe rellenar este diario. Utilice una hoja distinta para cada día.

Fecha:	Hora a la que me levanté:	Hora a la que me acosté:

Hora	Bebida (Tipo y cantidad)	Volumen de orina (ml)	¿Sintió una gran urgencia para orinar?	¿Sufrió pérdida de orina?
Ejemplo	[illegible]	[illegible]	Sí No	Sí No
06:00			Sí No	Sí No
07:00			Sí No	Sí No
08:00			Sí No	Sí No
09:00			Sí No	Sí No
10:00			Sí No	Sí No
11:00			Sí No	Sí No
12:00			Sí No	Sí No
13:00			Sí No	Sí No
14:00			Sí No	Sí No
15:00			Sí No	Sí No
16:00			Sí No	Sí No
17:00			Sí No	Sí No
18:00			Sí No	Sí No
19:00			Sí No	Sí No
20:00			Sí No	Sí No
21:00			Sí No	Sí No
22:00			Sí No	Sí No
23:00			Sí No	Sí No
00:00			Sí No	Sí No
01:00			Sí No	Sí No
02:00			Sí No	Sí No
03:00			Sí No	Sí No
04:00			Sí No	Sí No
05:00			Sí No	Sí No

[2]

[2]Disponible en www.uroweb.org.

EVALUACION DE SÍNTOMAS URINARIOS (AUA SYMPTOM SCORE)

Nombre: ____ Fecha: ______________

Haga un círculo en el número que aplica mejor a usted por cada pregunta.	NUNCA	MENOS DE 1 VEZ EN 5	MENOS DE LA MITAD DE LAS VECES	APROX. LA MITAD DE LAS VECES	MAS DE LA MITAD DE LAS VECES	CASI SIEMPRE
1. VACIADO INCOMPLETO Durante el último mes aproximadamente, ¿qué tan frecuentemente ha tenido la sensación de que la vejiga no se ha vaciado por complete al terminar de orinar?	0	1	2	3	4	5
2. FRECUENCIA Durante el último mes aproximadamente, ¿qué tan frecuentemente ha tenido la que orinar otra vez menos de dos horas después de haber terminar de orinar?	0	1	2	3	4	5
3. INTERMITENCIA Durante el último mes aproximadamente, ¿qué tan frecuentemente ha tenido que interrumpir el orinar y empezar de nuevo varias veces?	0	1	2	3	4	5
4. URGENCIA Durante el último mes aproximadamente, ¿qué tan frecuentemente le ha sido difícil aguantarse las ganas de orinar?	0	1	2	3	4	5
5. CHORRO DÉBIL Durante el último mes aproximadamente, ¿qué tan frecuentemente ha tenido un chorro débil al orinar?	0	1	2	3	4	5
6. ESFUERZO Durante el último mes aproximadamente, ¿qué tan frecuentemente ha tenido que pujar o esforzarse para empezar a orinar?	0	1	2	3	4	5
7. NOCTURIA Durante el último mes aproximadamente, ¿cuántas veces típicamente se tuvo que levantar para orinar entre la hora que se acostó en la noche y la hora que se levantó en la mañana?	0 VECES 0	1 VEZ 1	2 VECES 2	3 VECES 3	4 VECES 4	5 VECES O MÁS 5

Sume la puntuación de cada respuesta y anote el total en el espacio a la derecha.

SÍNTOMAS DE ACUERDO A LA PUNTACIÓN OBTENIDA = 1-7 Leves 8-19 Moderados 20-35 Severos TOTAL _______

CALIDAD DE VIDA:

¿Cómo se sentiría si tuviera que vivir con su padecimiento urinario tal y como le afecta actualmente, es decir sin que se mejore o se empeore, durante el resto de su vida?

ENCANTADO	FELIZ	MUY SATISFECHO	NEUTRAL	MUY INSATISFECHO	INFELIZ	TERRIBLE
0	1	2	3	4	5	6

Cuestionario IPSS/AUASI, versión en español.

UDI-6: Indique si tiene los siguientes problemas y, si es así, cuánto le molestan:

1. La necesidad de orinar frecuentemente
2. Pérdidas de orina unidas a una sensación de urgencia (necesidad urgente de ir al WC)
3. Pérdidas de orina cuando realiza una actividad física, estornuda o tose
4. Pérdida de orina en pequeñas cantidades (es decir, gotas)
5. Dificultad para vaciar su vejiga
6. Dolor o incomodidad en la parte inferior del abdomen o en la zona genital

«nada», «poco», «moderadamente», «mucho»

Cuestionario UDI-6. Escala de 0 a 4 (total 0 a 24). Informar X/24, o porcentaje. Analizar cada área (síntomas de hiperactividad, ítems 1 y 2; síntomas de esfuerzo, ítems 3 y 4; y síntomas de obstrucción/dolor ítems 5 y 6) por separado.[3]

---

[3]Ruiz de Viñaspre Hernández Regina, Tomás Aznar Concepción, Rubio Aranda Encarnación. Validación de la versión española de las formas cortas del Urogenital Distress Inventory (UDI-6) y del Incontinence Impact Questionnaire (IIQ-7) en mujeres embarazadas. Gac Sanit [revista en la Internet]. 2011 Oct [citado 2016 Ene 22] ; 25(5): 379-384.

Capítulo 2. Como se llega al diagnóstico de la incontinencia urinaria.

Dres. Diego Paciel, Ricardo Pou y Jorge Clavijo.

La incontinencia urinaria (IU) se define como la pérdida involuntaria de la orina que determina cualquier tipo de molestia para quienes lo padecen. Es más frecuente en mujeres y sobre todo en aquellas pacientes de edad avanzada y que presentaron múltiples partos entre otros factores. Esta entidad es más rara en la infancia y ante su presencia o sospecha se debe dirigir a los pacientes los especialistas correspondientes (Urólogo – Pediatra) dado que puede corresponder a una patología llamada enuresis y debe ser abordada oportunamente.

Prevalencia de la incontinencia.

Sexo:

- Mujeres 16,1%
- Hombres 14,5%

Edad:

- 65-74 años 13,3%
- 75-84 años 16,3%
- +84 años 26,3%

Clásicamente los grupos afectados de incontinencia urinaria son (Fig. 6):

- Niños/as con incontinencia nocturna (enuréticos).
- Mujeres adultas en edad laboral con varios partos.
- Pacientes añosos, tanto hombres como mujeres, por los efectos del proceso de envejecimiento en general, y las alteraciones de la vejiga, de la movilidad y de la función renal.
- Pacientes con enfermedades neurológicas como: Parkinson, accidente vasculo-cerebral, lesiones medulares, esclerosis múltiple, y otras enfermedades neurológicas que pueden presentar cualquiera de los diferentes tipos de incontinencia.

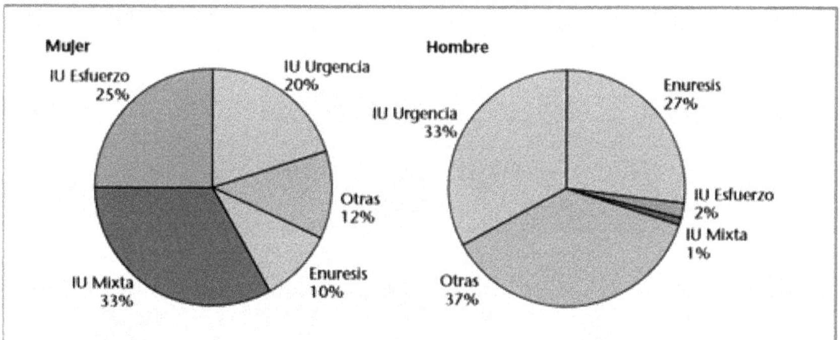

Fig. 6. Tipos de incontinencia por sexo. Según Carretero-Colmer M.

Debemos recordar que la incontinencia tiene una serie de factores de riesgo (FR) que favorecen su aparición y sobre los que, en ocasiones (en los modificables), podremos incidir para mejorar la continencia del paciente y mejorar el confort. Factores de riesgo de la incontinencia. Fig. 7-A.

Factores modificables:

- Prolapso genital.
- Infección urinaria, estreñimiento.
- Tabaquismo, alcoholismo.
- Obesidad.
- Algunos medicamentos.
- Enfermedades concomitantes (Diabetes, Hipertensión, Enfisema).
- Alto consumo de cafeína.

Factores no modificables:

- Edad.
- Partos previos.
- Histerectomía (sacar el útero).
- Menopausia.
- Cirugías pélvicas previas.
- Raza blanca.
- Sexo femenino.

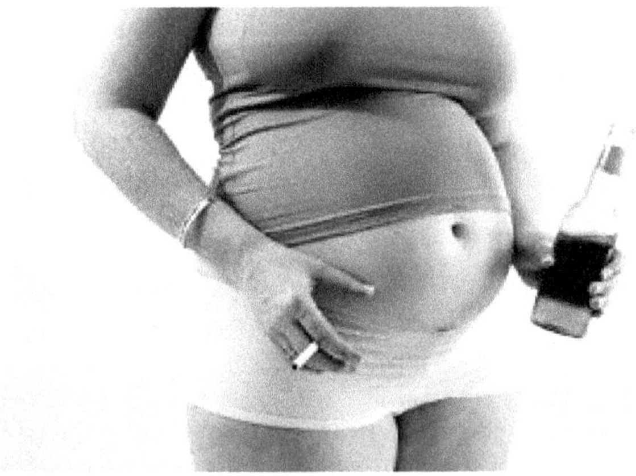

Fig. 7-A. Factores de riesgo de incontinencia: sexo, raza blanca, embarazos y partos, tabaquismo, alcoholismo, obesidad.

TIPOS DE INCONITINENCIA DE ORINA.

Básicamente, existen cuatro tipos de incontinencia urinaria según su presentación clínica: la incontinencia de esfuerzo, la de urgencia, la incontinencia mixta y la incontinencia por retención completa de orina (que desborda).

Incontinencia de esfuerzo.

Este tipo de incontinencia de orina se desarrolla durante actividades que determinan un aumento de la presión abdominal como toser, reír, estornudar, deportes de alto impacto, esfuerzos específicos y en ocasiones puede exacerbarse a mínimos esfuerzos como caminar. La magnitud del esfuerzo que determina la pérdida de orina es variable y depende de varios factores. A su vez, la incontinencia de orina de esfuerzo puede verse asociada a prolapsos genitales, así como puede estar oculta por los prolapsos de órganos pélvicos de gran tamaño y desenmascararse luego de corregido el prolapso de forma quirúrgica. La uretra es el conducto por el cual sale la orina y se encuentra sustentada por ligamentos y otras estructuras de soporte; por otra parte, el esfínter urinario se encuentra en la uretra que está en íntima relación y continuidad con la vejiga (fig. 7B).

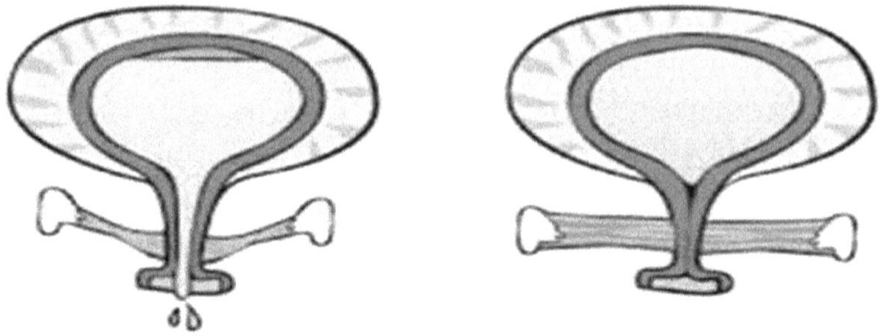

Fig.7B. Incontinencia de esfuerzo a izquierda. Normal a derecha.

Las alteraciones en el soporte del conducto de salida de la orina, las alteraciones musculares secundarias a las causas previamente comentadas, así como alteraciones en los tejidos vaginales por falta de estrógenos (habitualmente luego de la menopausia) determinan una alteración mecánica de la pelvis con o sin alteración en el sostén de la uretra y vejiga que derivan en incontinencia de orina. Sus causas son la obesidad, embarazos y partos, tabaquismo, enfermedades neurológicas y falta de estrógenos en mujeres postmenopáusicas.

Incontinencia de urgencia.

Se trata de la incontinencia precedida por un intenso y repentino deseo de orinar, del que el paciente es consciente. En muchos casos la pérdida de orina se origina en su camino al baño. Normalmente se debe a la contracción involuntaria de la vejiga. Como causantes, tenemos las enfermedades neurológicas, antecedentes de cirugía urológica y enfermedades de vecindad (litiasis, infección de orina, estreñimiento, diverticulitis). La urgencia sola o la frecuencia aumentada (sin necesariamente urgencia) se conoce actualmente con el nombre de "vejiga hiperactiva" (VH), que implica más de 9 micciones al día con ingesta normal de líquidos. La prevalencia de VH es elevada y aumenta con la edad. Un estudio epidemiológico europeo determinó que la prevalencia total de VH oscilaba entre el 12% y el 22% en personas de 40 o más años de edad.

Incontinencia mixta.

Es la pérdida de orina involuntaria acompañada de síntomas tanto de incontinencia de esfuerzo como de incontinencia de urgencia.

Incontinencia por rebosamiento (desborde).

Es la pérdida de orina causada por una vejiga distendida, con una gran presión interna que supera la presión del conducto de salida. Se produce por dos mecanismos: obstrucción (como la próstata agrandada) o falla de actividad contráctil de la vejiga (básicamente por alteraciones neurológicas, diabetes o fármacos).

Existen otras formas de incontinencia mucho menos frecuentes como la **incontinencia transitoria** en los pacientes añosos. Fig. 8. También la incontinencia durante el coito o el orgasmo y la incontinencia a la risa.

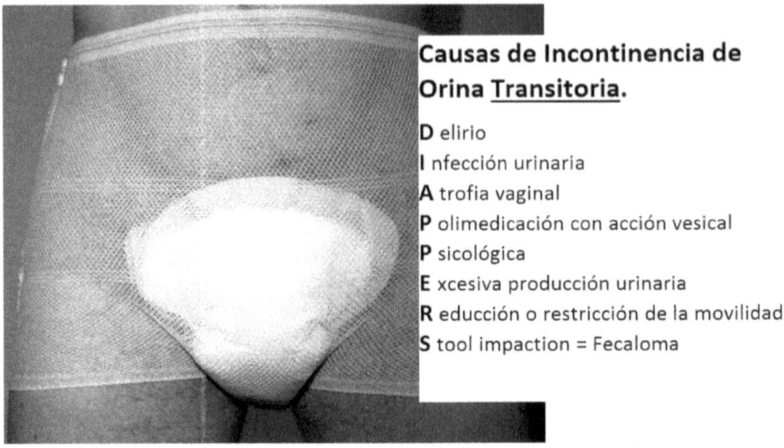

Fig. 8. Incontinencia de orina transitoria.

COMO SE REALIZA EL DIAGNÓSTICO DE INCONTINENCIA DE ORINA?

El diagnóstico inicial de incontinencia de orina es clínico. Es de destacar que múltiples patologías como se mencionó precedentemente pueden causar esta entidad, por lo cual el manejo secundario se aborda de forma interdisciplinaria en la mayoría de los casos. Como todo proceso diagnóstico, deberemos seguir un esquema de historia clínica y el uso de cuestionarios (IPSS, ICIQ y diario miccional), seguidos del examen físico: general, ginecológico, tacto rectal (TR) y neurológico en algunos casos. Fig.9. Prueba de esfuerzo (parado sobre un papel, con piernas separadas, toser). Exámenes complementarios en especial la Cistoscopia y Urodinamia.

Todo diagnóstico empieza con un buen interrogatorio para elaborar la historia clínica del paciente. A nivel general, edad, sexo, tabaquismo y/o alcoholismo. Es importante descartar una historia de estreñimiento crónico, así como calcular el grado de obesidad. En caso de que el paciente sea una mujer, aclarar la presencia o no de menopausia, puesto que además de ser uno de los factores de riesgo (FR) de la incontinencia, a menudo es el desencadenante para que una incontinencia que no causaba excesivas molestias o era muy esporádica, empeore y sea motivo de consulta. Partos. Nos fijaremos en los antecedentes, prestando especial atención a las enfermedades neurológicas como el accidente vascular cerebral, la esclerosis múltiple o el Parkinson entre otras, enfermedades metabólicas como Diabetes Mellitus y enfermedades osteo-articulares que afecten la columna o la marcha. Preguntaremos por antecedentes de intervenciones quirúrgicas, sobre todo a nivel pélvico, abdominal y/o de columna. Registrar síntomas digestivos (continencia?) y función sexual. Por último, tener presente la presencia de factores de riesgo (FR) para la incontinencia.

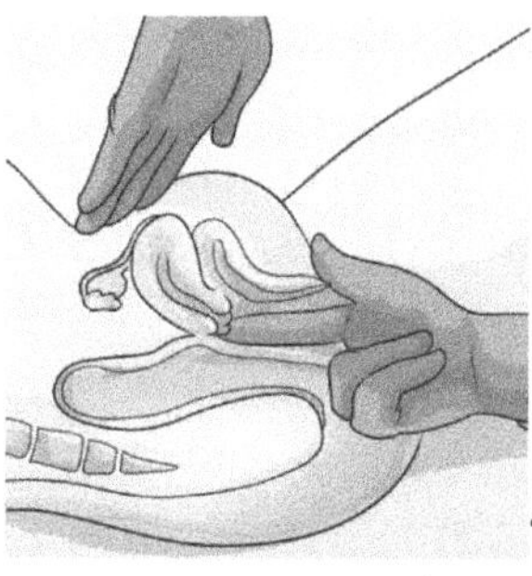

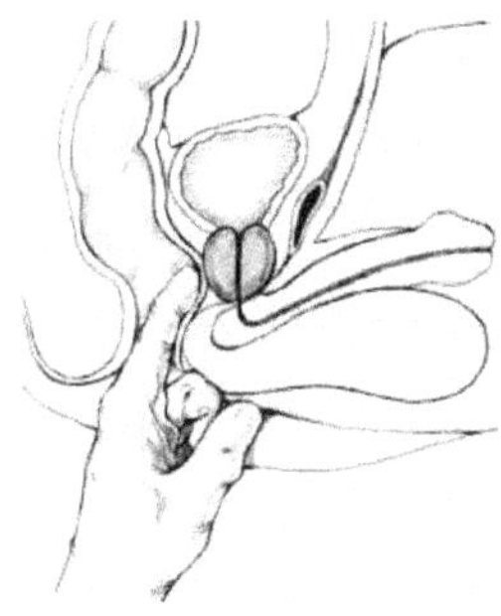

Fig.9. Examen pélvico femenino y masculino.

[4] Modificado de: wikiHow. CCL.

Averiguar cuándo empezaron las pérdidas de orina y en qué circunstancias, así como si el paciente relaciona el inicio de la incontinencia con algún acontecimiento importante en su salud (cirugía, AVC, inicio de un tratamiento farmacológico, reciente diagnóstico de una enfermedad, partos, etc.). Siempre constatar, sobre todo en pacientes añosos, que no estamos ante una incontinencia transitoria (comentada anteriormente). Deberemos evaluar la gravedad de la incontinencia teniendo en cuenta que ésta no sólo depende de la cantidad de orina que se escapa y la frecuencia en que lo hace, sino en el impacto en la calidad de vida que este trastorno le produce al paciente. Para ello, disponemos de cuestionarios (ICIQ) fáciles de contestar por el paciente, que, en ocasiones, pueden completar en la casa antes de la consulta o en la sala de espera. Fig. 10. Tenemos que interrogar sobre la presencia o no del deseo miccional antes de la pérdida de orina, pues nos será muy útil para la clasificación del tipo de incontinencia. Evaluar si la incontinencia tiene predominio durante el día o la noche y su forma de presentación (goteo final, continua, intermitente, etc.). Es necesario tener un diario miccional, llenado a priori, de 3 a 5 días, para anotar todas las «entradas» y «salidas» de líquidos (ingesta y micción), las veces que se orina o que hay escapes de orina con fecha y hora, y las circunstancias en las que se dan los episodios de incontinencia (Diario Miccional de la EAU o aplicaciones en teléfonos celulares). Se recogerán los datos durante 3 días y nos dará información acerca de la posible causa de la incontinencia, la gravedad y la frecuencia de las pérdidas de orina. Deberemos preguntar sobre los antecedentes ginecológicos y obstétricos, como el número de partos y si alguno fue especialmente complicado o precisó de instrumentación (fórceps), peso del recién nacido, cirugías de la pelvis y menopausia.

Por último, tenemos que evaluar de forma detallada los fármacos que toma el paciente, puesto que en la mayoría de los casos nos enfrentamos a pacientes de edad avanzada, multi-medicados y a veces con múltiples fármacos con acción directa o secundaria a nivel del aparato urinario inferior. Fig. 11. A pesar de todo, no debemos olvidar que antes de responsabilizar a un fármaco de la incontinencia, tenemos que descartar otras causas.

Examen físico.

Es importante valorar la información facilitada con un primer vistazo mientras el paciente entra en nuestra consulta, que nos puede mostrar dificultades de la marcha, uso de bastones, disminución de la agudeza visual importante, presencia o no de obesidad, etc. Evaluar la destreza manual y visión en los pacientes que pueden requerir cateterismo intermitente u otra autoayuda. Hacer una exploración abdominal. Realizar la prueba de esfuerzo (arriba mencionada). Fig. 12. Se valora y objetiva la incontinencia de orina, la tonicidad de los músculos pélvicos, los defectos anatómicos presentes o no, que desde ya pueden orientar al tratamiento, así como nos orienta a predecir los resultados de determinados tratamientos.

Dr. Jorge Clavijo Eisele
Especialista en Urología
Fellow of the European Board of Urology
Prof. Agregado de Clínica Urológica

CUESTIONARIO ICIQ.

Hay mucha gente que en determinados momentos pierde orina. Por favor conteste las siguientes preguntas, pensando en cómo se ha sentido en las **ULTIMAS CUATRO SEMANAS.**

Nombre y apellido:
Documento: Fecha: ...../........./.........

1. Fecha de nacimiento: ...../........./.........

2. Sexo: Mujer Hombre

3. ¿Con qué **FRECUENCIA** pierde orina? (Marque una sola).

Nunca___ 1
Una vez a la semana o menos___ 2
Dos o tres veces a la semana___ 3
Una vez al día___ 4
Varias veces al día___ 5
Continuamente___ 6

4. Cual es su impresión acerca de la cantidad de orina que usted considera que se le escapa. O sea la cantidad de orina que pierde habitualmente (tanto si lleva protección como si no). (Marque una sola).

No se me escapa nada___ 1
Muy poca cantidad___ 2
Una cantidad moderada___ 3
Mucha cantidad___ 4

5. Estos escapes de orina que tiene ¿cuánto afectan su vida diaria? Por favor marque una cruz. en la siguiente lista, un número entre 0 (no me afectan nada) y 10 (me afectan mucho).

0	1	2	3	4	5	6	7	8	9	10
nada										mucho

Puntuación de ICI-Q: sume las puntuaciones de las preguntas 3+4+5:____

6. ¿Cuándo pierde orina? (Señale **TODO** lo que le pasa a usted).

Nunca pierdo orina___
Pierdo orina antes de llegar al WC___
Pierdo orina cuando toso o estornudo___
Pierdo cuando duermo___
Pierdo orina cuando hago esfuerzos físicos/ejercicio___
Pierdo orina luego de terminar de orinar ___
Pierdo orina sin un motivo evidente___
Pierdo orina de forma continua___
Pierdo orina durante el sexo___

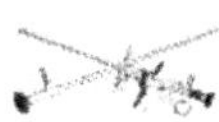

Fig. 10. Cuestionario ICIQs.

CLASE	**FARMACOS**	**EFECTO**
Anticolinérgicos	Atropina, hioscina	Relajación del detrusor
Hipnóticos, ansiolíticos y sedantes	Benzodiacepinas	Relajación del esfínter estriado, movilidad reducida
Diuréticos	Furosemide, tiazídicos	Aumento de la diuresis
Alfa bloqueantes	Tamsulosina, alfuzosina, doxazosina, clonidina	Relajación del cuello vesical
IECA	Enalapril, captopril	Tos
Antidepresivos	Imipramina, paroxetina, fluoxetina	Relajación del detrusor, cierre del cuello vesical
Antipsicóticos	Haloperidol, quetiapina, clorpromazina	Relajación del detrusor, sedación, movilidad reducida
Antialérgicos	Prometacina, clorfeniramina	Relajación del detrusor, sedación, movilidad reducida
Calcio antagonistas	Nifedipina, amlodipina	Relajación del detrusor
Adrenérgicos	Efedrina, terbutalina, salbutamol, fenilefrina	Relajación del detrusor, cierre del cuello vesical, aumento del tono del esfínter estriado
Opiáceos	Morfina, tramadol, codeína	Relajación del detrusor, sedación, movilidad reducida
Relajantes musculares	Tizanidina, baclofeno, dantroleno	Reducción del tono del esfínter estriado, movilidad reducida

Fig. 11. Algunas medicaciones y efectos sobre la continencia.

En hombres, es fundamental el tacto rectal, que nos ayuda a evaluar la presencia de una próstata grande que pudiera actuar como obstrucción para la micción (y con el tiempo dar incontinencia por rebosamiento). Evaluar la función cognitiva, particularmente en pacientes neurológicos.

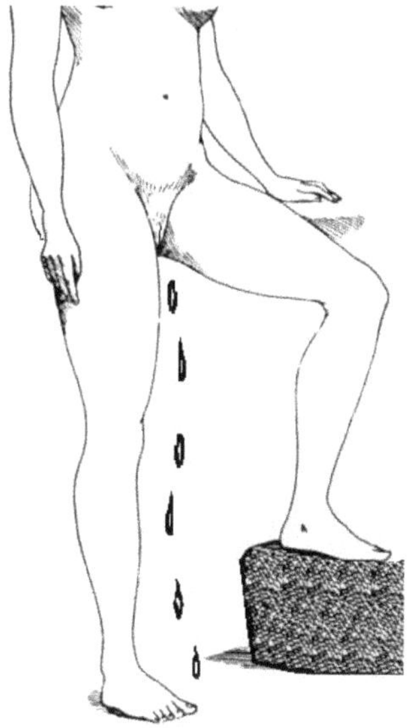

Fig. 12. Prueba de esfuerzo de pie.

Exámenes.

En general se evalúa la función renal (creatinina) y glicemia. Un examen de orina por tira (y un urocultivo si fuera necesario) nos descartarán infección urinaria, que es una de las causas de incontinencia transitoria. Fig. 13. Todos los pacientes con catéteres o drenajes externos van a estar colonizados por bacterias. En estos casos no hacer examen de orina ni urocultivo.

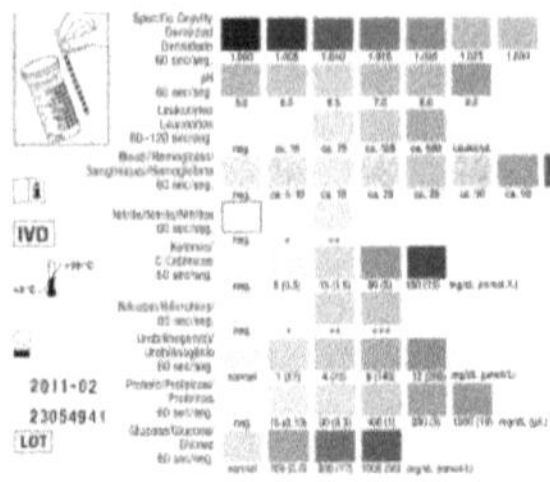[5]

Fig. 13. Examen de orina por tira reactiva.

Es necesario descartar la presencia de residuo post-miccional, que será significativo a partir de los 50 ml aproximadamente. Se suele utilizar la ecografía (antes y después de orinar), que nos dará igualmente el volumen residual.

En muchos casos en los que se sospecha una alteración del aparato urinario bajo, es necesaria la realización de una **Cistoscopía**. La misma permite ver lesiones del conducto de salida, fistulas, estenosis, compresiones, cálculos, tumores y otras patologías que son factores predisponentes de la incontinencia. Es también de utilidad para planear el tratamiento quirúrgico en los casos en que sea necesario. Si usted se va a realizar una cistoscopia como un paciente ambulatorio en un consultorio, en la mayoría de los casos usted puede tomar líquidos y comer normalmente antes del procedimiento. Si la cistoscopia va a ser bajo anestesia general debe abstenerse de tomar líquidos y comer 8 horas antes del procedimiento. El riesgo de complicaciones con este procedimiento es muy bajo, pero puede ocurrir:

---

[5] Gentileza de: http://lifeinthefastlane.com.

- infección urinaria
- sangrado
- lesión de la vejiga o la uretra

Habitualmente, una cistoscopia lleva 15 a 20 minutos para realizarse. Se le pedirá que se desvista y que se acueste boca arriba. Se le cubrirá con campo estéril y se realiza una desinfección de los genitales, se instila un gel anestésico a través del conducto de salida de orina. El médico cuidadosamente introducirá el cistoscopio en su vejiga a través de la uretra. La introducción del cistoscopio, produce una sensación extraña, relajar los músculos de la pelvis hará esta parte menos incómoda. El médico llenará su vejiga con solución estéril para permitir una clara visualización de las paredes vesicales. Es aconsejable el consumo de abundantes líquidos después del procedimiento, aproximadamente 3 litros en 24 horas. Su médico puede indicarle un antibiótico para prevenir una infección. Si usted presenta dolor para orinar, fiebre, chuchos, o si su orina tiene mal olor o es turbia comuníquese con la emergencia. Normalmente usted podrá retornar a su trabajo el día siguiente después de una cistoscopia.

La técnica más precisa en el estudio de la incontinencia es la **Urodinamia**, que estudia el funcionamiento del aparato urinario inferior durante las fases del llenado y micción a través de la medición de presiones, flujo y volumen de orina. En general este estudio es capaz de diferenciar la incontinencia de esfuerzo de la incontinencia de urgencia. La técnica se describe en detalle en el capítulo correspondiente. Fig.14.

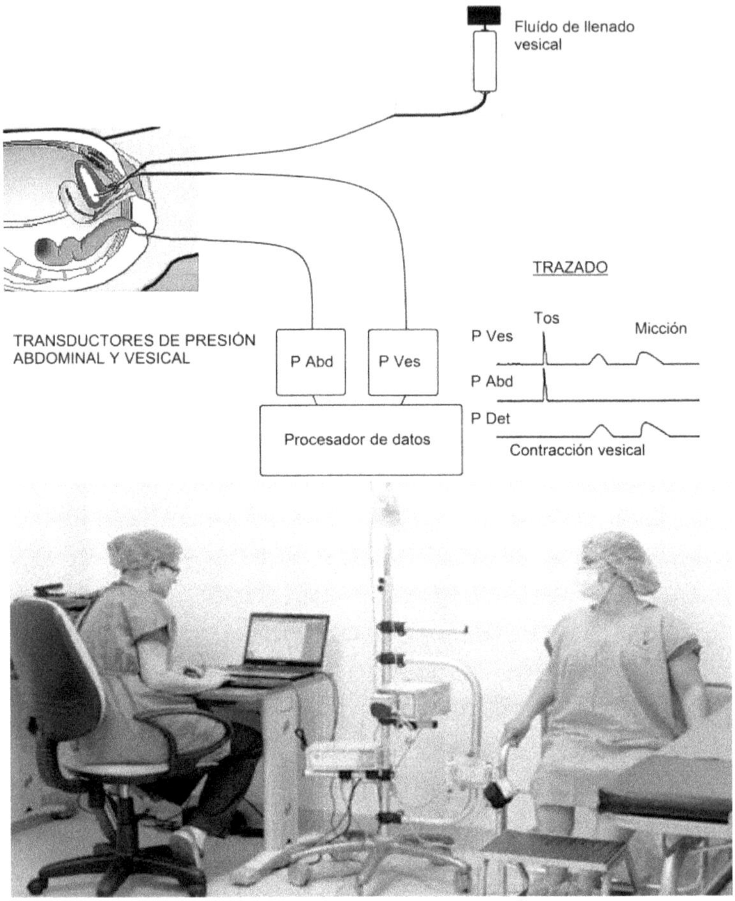

Fig. 14. Registro urodinámico.

CONCLUSIÓN.

Desde el punto de vista clínico estos datos orientan al diagnóstico del tipo de incontinencia urinaria:

	IU urgencia	IU mixta	IU esfuerzo
¿Siente en ocasiones deseos repentinos de orinar?	Sí	Sí	No
¿Orina más de ocho veces al día?	Sí	Sí	No
¿Pierde orina al saltar, toser...?	No	Sí	Sí
¿Puede aguantar hasta llegar al WC?	No	Sí/No	Sí
¿Se despierta por la noche para orinar?	Sí	Sí	No

Fig. 15. Tipos de incontinencia urinaria.

INFORMACIÓN ADICIONAL.

1. Urología. Libro del Residente. Resel Estévez L. ENE Publicidad S.A. DL: M-305-1998.
2. Incontinencia Urinaria. Castro Díaz D, González R. Pulso Ediciones. DL: B-854-1993.
3. Libro Blanco de la Incontinencia Urinaria en España. Madrid: Ministerio de Sanidad y Consumo. AV 211-1991. ISBN 84- 9670-301-5.

Capítulo 3. Estudios Urodinámicos.

El principal objetivo de la urodinamia es reproducir los síntomas del paciente y correlacionarlos con los hallazgos encontrados en el estudio, de modo de poder avanzar en el diagnóstico. Los estudios imagenológicos (Ecografía, Tomografía y la cistoscopia cuando están indicados) deben realizarse antes de la Urodinamia.

El estudio urodinámico adecuado debe realizarse de manera interactiva con el paciente, por lo cual es necesario que el mismo entienda en que consiste el mismo, para poder cooperar durante su realización.

FLUJOMETRÍA.

Dres. Gabriela Waller y Jorge Clavijo.

Este estudio determina, de forma no invasiva, las características del flujo urinario durante la fase de micción. Consiste en que el paciente orine, según lo hace habitualmente, en un dispositivo que está en conexión a un sistema de registro.

Está influida por tres variables: presión del músculo vesical, calibre del conducto de salida y relajación del musculo pelviano.

El flujo miccional es el volumen de orina (mililitros) evacuado en la unidad de tiempo (segundos). Se mide en ml/s. Para ser valorable, requiere privacidad, un deseo miccional normal y un volumen miccional mínimo de 150 ml y no mayor a los 500-600 ml.

La flujometría puede mostrar diversos patrones de flujo urinario:

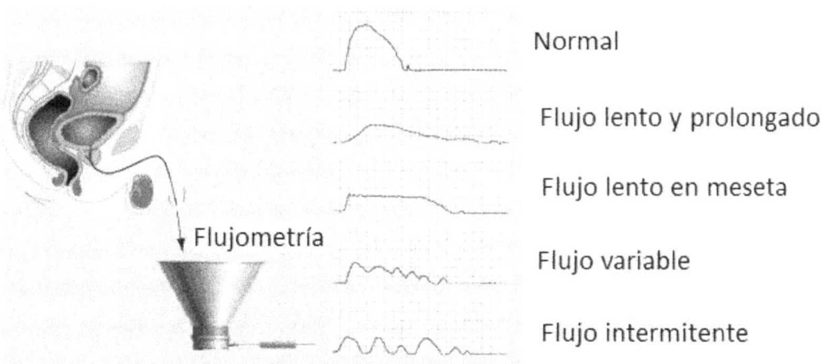

Fig. 16. Flujometrías normal y otras sugestivas de obstrucción infravesical o falla de la vejiga.

CISTOMETRÍA DE LLENADO Y MICCIONAL.

AE Lujan Guillén, Virginia Molina y Dres. Hugo Badía, Dominique Mintegui, Gabriela Waller y Jorge Clavijo.

No todas las personas con síntomas urinarios necesitan un estudio urodinámico. Si el manejo conservador como variar consumo de líquidos, rehabilitación y/o tratamiento medicamentoso falla, el estudio urodinámico es la mejor forma de valorar la función de su vejiga y diseñar el tratamiento para su problema particular.

La cistometría o cistomanometría es el registro simultáneo de la presión vesical y la presión abdominal durante la fase de llenado vesical. Requiere la colocación de catéteres (sondas) a nivel vesical y rectal.

Se registran tres presiones:

- Presión vesical (transductor/catéter vesical)
- Presión abdominal (transductor/catéter rectal)
- Presión del detrusor o presión sustraída

Para la medición de la presión intravesical y el llenado de la vejiga, el catéter estándar en una urodinamia de rutina debe ser lo más fino posible. Fig. 17. Para la medición de la presión abdominal se recomienda el catéter rectal con balón. En la mujer éste también se puede instalar en la parte alta de la vagina.

Indicaciones.
Se aconseja realizar la cisto-manometría ante síntomas de urgencia y frecuencia elevada que no responde adecuadamente al uso de fármacos o incontinencia urinaria mixta (aquella en que las pérdidas de orina ocurren acompañadas de sensación de urgencia miccional pero también ante esfuerzos físicos). Su realización es necesaria en pacientes en quienes se plantea un tratamiento invasivo.

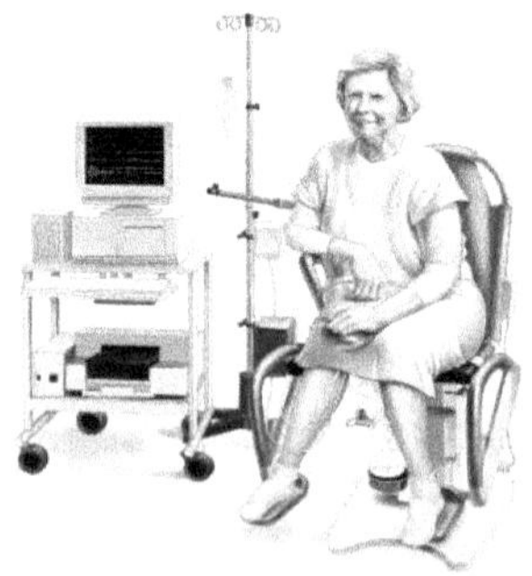

Fig. 17. Estudio urodinámico[6].

[6] Cortesía IUGA.

Parámetros a valorar (Fig. 18):

- primer deseo miccional
- presencia de contracciones involuntarias del músculo vesical.
- sensibilidad vesical (valorar sensación de urgencia ante el llenado de la vejiga)
- pérdidas de orina con los esfuerzos solicitados o bien ante la presencia de contracciones involuntarias
- capacidad vesical máxima
- presiones de micción
- velocidad de flujo
- residuo pos micción

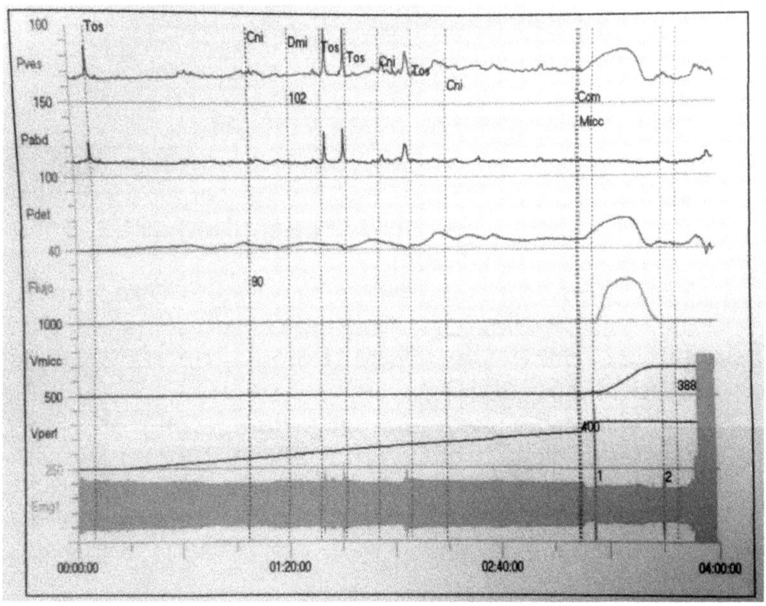

Fig. 18. Registro urodinámico.

CONCLUSIÓN.

Los estudios urodinámicos tradicionales, aunque mínimamente invasivos, sólo deben realizarse con una indicación precisa.

Existen algunas recomendaciones claves para llevarlos a cabo:

a) Un buen estudio urodinámico debe realizarse en forma interactiva con el paciente, estableciendo con él/ella si los síntomas se reprodujeron durante el examen.

b) Debe haber una observación cuidadosa y continua de las señales a medida que son obtenidas y una evaluación continua de la correlación entre ellas y las manifestaciones clínicas del paciente.

INFORMACIÓN ADICIONAL.

1. Basic principles of urodynamic measurements. Drinnan M, Griffiths C, Hosker G. Regional Medical Physics Department. Freeman Hospital, Newcastle Upon Tyne, United Kingdom 2004.
2. Trastornos funcionales de la vejiga. Taracena Lafuente JM, Castro Díaz DM, Rodríguez Hernández P. 2007. En: El Libro del Residente de Urología, pp 1033-1051. ISBN: 978-84-690-6045-2.
3. El estudio urodinámico. Plata Salazar M, Torres Castellanos L. Urol Colomb. 2014; 23(2):128-139.
4. Voiding dysfunction and urodynamic abnormalities in elderly patients. Gomes Cristiano M., Arap Sami, Trigo-Rocha Flávio E.. Rev. Hosp. Clin. 2004 ; 59(4): 206-215.

Capítulo 4. Tratamiento de la Incontinencia Urinaria.

El tratamiento de la incontinencia urinaria puede ser médico, quirúrgico o paliativo con dispositivos (o combinación de ellos). La elección va a estar condicionada, de forma especial en **pacientes neurológicos**, por el pronóstico de la enfermedad, las limitaciones individuales físicas y mentales, la motivación del paciente y las posibilidades de colaboración familiar.

1. El primer paso para intentar corregir la incontinencia es utilizando las medidas higiénico-dietéticas, técnicas de modificación de conducta y fisioterapia del suelo pélvico. Para esto se debe proporcionar información de autoayuda al paciente en una forma que pueda comprender e implementar.
2. El segundo paso es el empleo de fármacos.
3. En tercer lugar, existen alternativas terapéuticas que hay que tener en cuenta y que es necesario usar en equipo multidisciplinario coordinado: técnicas de modificación de conducta supervisadas, biofeedback, fisioterapia del suelo pélvico supervisada, electro-estimulación funcional periférica y neuromodulación. Es importante el correcto manejo de los fármacos y de los tratamientos paliativos, así como el

conocimiento de la existencia de alternativas que requieren cirugía.

4. No realizar urodinamia antes de implementar el tratamiento conservador (no quirúrgico).

HABITOS, COSTUMBRES Y DIETA.

Dres. Noelia Ferreira, Gabriel Cura y Jorge Clavijo.

¿Podemos hacer algo para mejorar nuestra Incontinencia de Orina? **La respuesta es SI**; con cambios en nuestro día a día, en la forma de alimentarnos, ingesta de líquidos, habito miccional, etc. **ESTO SIEMPRE FUNCIONA (aunque sea en parte) Y SIMEPRE DEBE REALIZARSE AUNQUE SE ADICIONEN OTROS TRATAMIENTOS.**

1. **Controlar la ingesta de líquido** a las necesidades del día a día, no tome de más. Disminuya la ingesta de líquidos luego de las 19hs, así evitara tener la necesidad de levantarse en la noche a orinar.

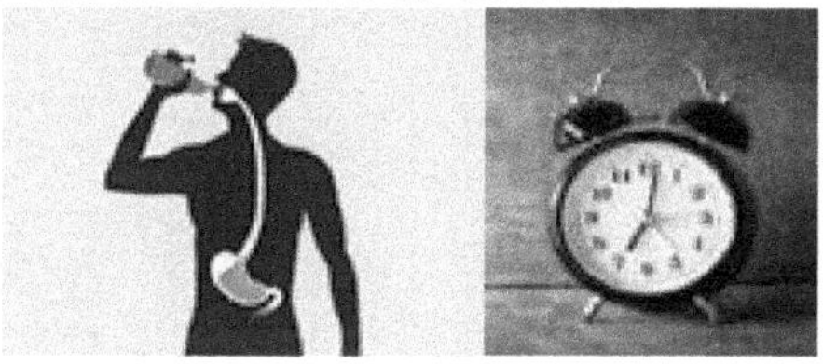

FIg. 19. Control ingesta de líquidos.

2. Es bien sabido, que algunas **bebidas tienen un efecto diurético** (estimulándonos a orinar más) así como algunos alimentos son irritantes vesical; por lo cual no es aconsejable que los uses y debes evitarlas o bajar su consumo. Bebidas: cola, café, té y mate. Todas ellas contienen unas sustancias llamadas Xantinas que dan necesidad de orinar. Asimismo las bebidas con edulcorantes (o llamadas light) producen un efecto similar.

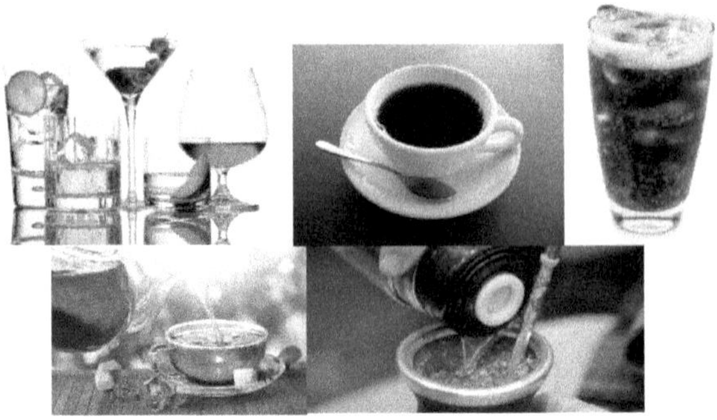

Fig. 20. Bebidas diureticas.

3. Alimentos:

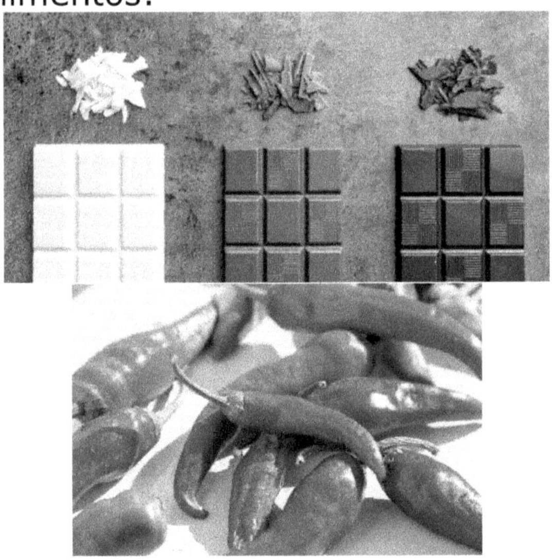

Fig. 21. Alimentos irritantes.

4. **Re-entrenamiento vesical:** vaciar con frecuencia la vejiga, esto evitara tener escapes de orina si la vejiga está vacía, recordar orinar antes de salir de casa. En pacientes mayores es recomendable realizar micciones programadas, ejemplo cada 2-3 horas.

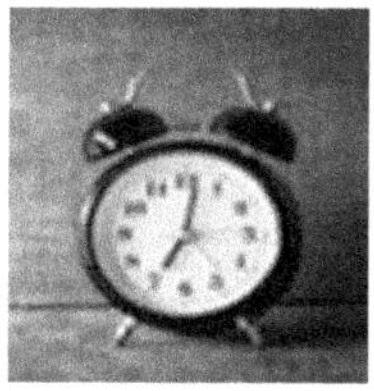

FIg. 22. Miccion programada.

Las jornadas laborales de 8 horas o más en las que no orina, generan que su vejiga se acostumbre a retener grandes cantidades de orina. Debe ir al baño con una frecuencia variable según los líquidos que tome, pero no deberían pasar más de 3 a 4 horas entre sus micciones.

5. Cambios en el estilo de vida: descenso de peso, ingesta de una dieta saludable, realizar ejercicio.[7]
   El sobrepeso puede estar generándome incontinencia de orina? Hay estudios que demuestran que los pacientes con sobrepeso u obesidad que padecen incontinencia urinaria, al bajar de peso aunque sea un poco, disminuyen los episodios de incontinencia urinaria. Si la disminución del peso es significativa (8% del peso inicial: ejemplo si pesaba 100 kg, bajar 8 kg), habrá una disminución de los episodios de pérdida de casi el 60 %, es decir que si pierde 10 veces al día, con la disminución del peso se logran reducir a 4 veces en el día.
6. **Redistribución del hogar**: muchas veces con acercarnos nuestro dormitorio al baño se

[7] Subak LL, Wing R, West DS, et al. Weight loss to treat urinary incontinence in overweight and obese women. N Engl J Med 2009;360(5):481-90.

soluciona el problema, en especial en pacientes ancianos con dificultades en la movilización.

Una vez que hemos corregido nuestros hábitos, de continuar con los escapes de orina es recomendable consultar a nuestro médico general o de familia, el cual nos derivara al especialista de considerarlo necesario. No todo está perdido, es cuestión de trabajar en equipo.

INCONTINENCIA DE ORINA DE URGENCIA. MANEJO.

Dres. Martin Varela y Jorge Clavijo.

La incontinencia de orina de urgencia (IU) se define como una urgencia repentina e intensa de orinar, seguida de una pérdida involuntaria de orina. En estas condiciones la vejiga no logra llenarse adecuadamente y produce contracciones de su pared (capa muscular) en forma repetida generando un deseo imperioso de orinar y la consecuente pérdida de orina. Las contracciones de la vejiga se pueden identificar durante un estudio urodinámico.

La IU es una afección muy frecuente y aumenta con la edad. La frecuencia media estimada ronda el 20%-30% en términos generales, con una elevación de hasta el 30%-40% en las personas de mediana edad y de hasta un 30%-50% en la tercera edad. La incidencia de IU aumenta linealmente con la edad hasta ser considerada como muy prevalente en mayores de 65 años produciendo un impacto negativo que ocasiona en la persona que la sufre.

La incontinencia de orina no es una enfermedad que ponga en peligro la vida del paciente, pero deteriora significativamente la calidad de vida de quien la padece, ya que reduce su autoestima y merma su autonomía.

El objetivo del tratamiento es que la vejiga sea capaz de relajarse y distenderse sin presentar contracciones durante el llenado y que tenga una buena capacidad. Aunque este ideal puede no alcanzarse en muchos casos, al menos se puede reducir la frecuencia de las micciones y la sensación de urgencia así como el número de episodios de incontinencia, logrando una mejor calidad de vida.

Es necesario determinar bien la causa de la IU, descartar patología neurológica, descartar enfermedades de la vejiga como cálculos, cáncer e infecciones, enfermedades del tubo digestivo o ginecológicas (atrofia, síndrome de la menopausia) que puedan ser causa y deban ser tratadas de forma específica.

El diagnóstico se realiza en la consulta médica mediante el interrogatorio al paciente, la exploración física dirigida y análisis de orina. La función de la vejiga debe ser valorada por intermedio del residuo de orina luego de la micción constatado por ecografía. El diario miccional es un instrumento muy útil que debe ser utilizado para confirmar la sospecha diagnóstica.

El estudio urodinámico se reserva para los pacientes complejos, en los que hacer un diagnóstico clínico resulta muy difícil o imposible; o en los casos con afección asociada y que requieren una evaluación en una unidad especializada.

Una vez establecido un diagnóstico correcto, disponemos de distintas alternativas de tratamiento: medidas higiénico dietéticas, tratamiento farmacológico, re-educación vesical y perineal, técnicas de modificación de conducta, fisioterapia, biofeedback, electro-estimulación, neuromodulación, tratamiento quirúrgico y tratamientos paliativos (colectores de pene, bolsas colectoras de orina, catéteres y absorbentes). Este último tratamiento es para todos aquellos pacientes que no responden a medidas conservadoras, y en los que por razones de edad, enfermedades asociadas o estado general no están indicados procedimientos más invasivos. Estos dispositivos mantienen al paciente seco, evitando el contacto de la orina con la piel y las consiguientes lesiones dermatológicas, al tiempo que permiten la integración social del individuo.

El plan de tratamiento se basa en una serie de escalones terapéuticos, desde los manejos más conservadores a los más invasivos, siempre teniendo en cuenta la individualización que debe realizarse en cada paciente.

Escalones terapéuticos en la hiperactividad de la vejiga:

- Medidas higiénico-dietéticas.
- Técnicas de modificación de conducta. Micción programada.
- Fisioterapia. Ejercicios de los músculos pélvicos.
- Medicación.
- Biofeedback.
- Electro-estimulación.
- Neuromodulación:
    - Periférica. Estimulación de nervio tibial.
    - Central (electrodos implantables). Estimulación de raíces sacras.
- Tratamiento endoscópicos. Inyección de toxina botulínica A.
- Cirugía. Ampliación vesical. Derivaciones externas.

- Tratamientos paliativos (en cualquier nivel y según preferencia y salud del paciente).

1. Medidas higiénico-dietéticas.

- Tabaquismo: se asocia a la incontinencia de orina grave debido a la irritación vesical causada por la nicotina y las toxinas secretadas con la orina, y fundamentalmente agrava la incontinencia de esfuerzo provocada por los accesos de tos.
- Tratamiento del estreñimiento: hay una consistente asociación entre el estreñimiento y el desarrollo de la IU, por lo tanto es aconsejable que se recomienden medidas para tratarlo.
- Obesidad y disminución del peso corporal: estudios recientes confirman que la obesidad es una causa importante, modificable y reversible de incontinencia urinaria. Actualmente está comprobado que la disminución del peso corporal es una modalidad eficaz para el tratamiento de la incontinencia urinaria.
- Ejercicio Físico: se cuenta con datos convincentes que indican que el ejercicio físico de moderada intensidad disminuye la incidencia de incontinencia urinaria en mujeres de edad mediana y avanzada.

2. Re-Entrenamiento vesical, micción programada.

El re-entrenamiento vesical (o régimen de Frewen) puede ayudar con la incontinencia de urgencia y está basado en la **micción programada a intervalos**. El objetivo es agrandar la vejiga lentamente, de modo que pueda contener volúmenes cada vez mayores de orina. Con el tiempo, el músculo de la vejiga se hace menos hiperactivo y debería ser más fácil el control de su vejiga. Esto significa que puede transcurrir más tiempo entre que Ud. siente el deseo de orinar y el tener que llegar a un inodoro. Las pérdidas de orina son así, menos probables.

Consejos: lleve un diario (planilla). En el diario, anote las veces que orina y la cantidad (volumen). Además, anote las veces que pierde orina. Tenga una jarra de medir en el baño (tendrá que orinar directamente en ella) para medir la cantidad de orina que pase cada vez que vaya al baño. Al empezar el diario, ir al baño como de costumbre durante 2-3 días. Esto es para tener una idea básica de la situación. Si usted tiene una vejiga hiperactiva es posible que vaya al baño cada hora y sólo pase de 100 a 200 ml por vez. Esto se registra en el diario. Después de los 2-3 días de línea de base, el objetivo es mantenerse sin orinar durante el mayor tiempo posible antes de ir al baño. Esto parece difícil al principio. Si normalmente va al baño seguido, puede parecer una lucha. Al tratar de aguantar, trate de distraerse. Por ejemplo: siéntese sobre un asiento duro. Trate de contar hacia atrás desde 100. Haga ejercicios del piso pélvico. Cambie su posición si esto disminuye la sensación de urgencia. Algunas personas notan que inclinarse hacia adelante les ayuda un poco. Quédese quieto cuando sienta urgencia de orinar. No podrá aguantar, permanecer en control, y correr al baño, todo al mismo tiempo. Con el tiempo, la vejiga se acostumbra a almacenar mayores cantidades de orina (aumenta la capacidad). La idea es extender progresivamente el tiempo entre idas al baño y de entrenar su vejiga para distenderse más fácilmente. Puede tomar varias semanas, pero el objetivo es orinar sólo 6-8 veces en 24 horas (aproximadamente cada 3-4 horas). En promedio, las personas sin una vejiga hiperactiva normalmente orinan 250-350 ml cada vez que van al baño. **Después de varios meses** es posible que usted llegue a tener la sensación normal, que pueda postergar la micción fácilmente, por un tiempo razonable hasta que sea conveniente ir al baño. Mientras hace el re-entrenamiento de la vejiga use el diario miccional durante un período de 24 horas por lo menos, cada semana. Esto registrará su progreso a lo largo de los meses. El entrenamiento de la vejiga puede ser difícil, pero se hace más fácil con el tiempo y la perseverancia. Funciona mejor si se combina con el asesoramiento y apoyo de una nurse con experiencia en continencia. Asegúrese de beber una cantidad normal de líquidos cuando se hace el re-entrenamiento de la vejiga. A su vejiga le puede tomar muchas semanas, meses o incluso años, adquirir los malos hábitos, de modo que usted no retomará el control inmediatamente. Tomará tiempo, compromiso y paciencia lograr reentrenar su vejiga con buenos hábitos.

Recuerde, cuando tenga urgencia de orinar, trate de aguantar.

- Mantenga la calma y no se alarme.
- Manténgase quieto o siéntese.
- Contraiga su musculatura pélvica por 30 segundos, 3 veces, con 30 segundos de descanso entremedio de las contracciones. Esto puede reducir la urgencia.
- Párese de punta con los dedos de los pies o flexione los dedos de los pies.
- Cruce las piernas.
- Presione o frote la parte posterior de los muslos.
- Presione el área 2 cm por encima del hueso del tobillo interno.
- Delicadamente presione hacia arriba sobre el área de la uretra.
- Trate de distraer sus pensamientos a concentrarse en otra cosa.
- Espere a que la urgencia pase por 30 segundos y luego continúe con lo estaba haciendo o vaya a orinar.
- Puede repetir alguna de estas recomendaciones mientras va al baño como caminar en punta de pies.

Hay múltiples aplicaciones para teléfonos móviles que ayudan en re-entrenamiento vesical.

3. Rehabilitación perineal con fisioterapia.
El tratamiento es una serie de técnicas encaminadas, por un lado, a desarrollar y fortalecer la musculatura de los músculos pélvicos y, por otro, a modificar los hábitos miccionales de la persona favoreciendo su autocontrol sobre el ciclo continencia-micción.

Incluye los ejercicios pélvicos (Kegel) supervisados, por lo menos por 3 meses. Fig. 23. Un programa de fortalecimiento incluye:

1) series de 10 contracciones de casi máxima intensidad
2) mantener cada contracción durante 10 segundos y descansar durante un período equivalente
3) efectuar 5 a 10 contracciones rápidas al final de cada serie
4) repetir los ejercicios 5 veces en el día promedio.

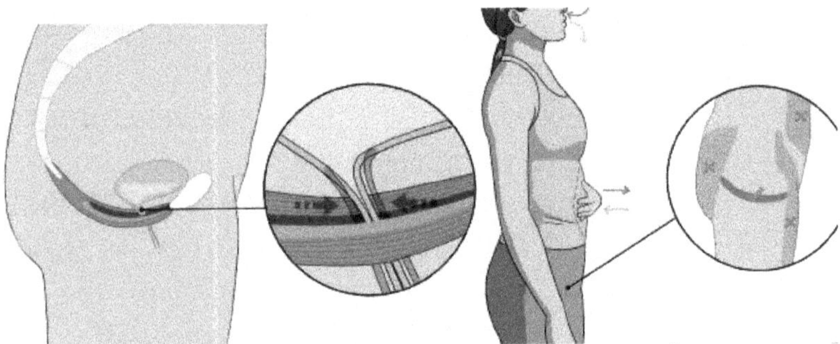

Figura 23. Ejercicios de Kegel[8].

4. Tratamiento farmacológico.

Los anticolinérgicos son los fármacos más usados en el tratamiento de la IU ya que relajan la vejiga (ej.: Oxibutinina, Tolterodina, Flavoxate, Hioscina, Atropina, Solifenacina, Darifenacina, etc.). Los efectos secundarios que se presentan con la administración de anticolinérgicos, son la sequedad de boca y el estreñimiento, aunque también puede aparecer visión borrosa. Estos medicamentos están

[8] Modificado de: https://es.wikihow.com/hacer-ejercicios-Kegel.

contraindicados en algunas enfermedades como glaucoma de ángulo agudo, megacolon, miastenia grave o las taquicardias no tratadas. Casi todos están contraindicados en pacientes con deterioro cognitivo.

La mejoría de estos síntomas no se produce inmediatamente, ya que la modificación de los hábitos miccionales es un proceso gradual. Por tanto, la respuesta a estos fármacos debe evaluarse tras un período mínimo de 4-6 semanas.

Ningún anticolinérgico se ha demostrado más efectivo que otro, sin embargo pueden tener efectos secundarios algo diferentes y ser unos mejor tolerados que otros por un mismo paciente. Al igual que con otras clases de medicamentos, puede ser necesario probar varios en un mismo paciente hasta encontrar el que tenga para él o ella el mejor perfil de eficacia versus efectos secundarios.

La evaluación de los pacientes del beneficio de los anticolinérgicos muestra:

- 15% sin beneficio
- 35% beneficio mínimo
- 45% beneficio significativo

El Mirabegron (beta adrenérgico) debe ser usado con cuidado en pacientes con arritmias.

5. Neuromodulación.

- **Nervio Tibial Posterior.**

La neuromodulación periférica consiste en la estimulación de nervio tibial posterior (SANS, PTNS). (Fig. 24). La función de la vejiga está regulada por un conjunto de nervios que conforman el plexo nervioso sacro. Por medio de la estimulación de este plexo mediante leves impulsos eléctricos (neuro estimulación), la actividad de su vejiga, se pueden modificar facilitando un mejor funcionamiento. Una de las maneras de conseguir este efecto es usando estimulación de nervio tibial.

El procedimiento se realiza con una aguja de acupuntura, no genera dolor. El tratamiento se puede aplicar en cualquiera de los tobillos indistintamente, aunque hay pacientes que notan mayor mejoría en uno que en otro. Un parche adhesivo se le coloca en el pie para cerrar el circuito. Es importante colocar la aguja en el área adecuada y ajustar la intensidad de estimulación. El estímulo provocado genera una respuesta que se dirige hacia la vejiga provocando la relajación vesical. Se realizan 1 a 3 sesiones semanales en consultorio o domicilio, durante 4 a 12 semanas. Si hay un resultado positivo se realizan 1 a 2 sesiones mensuales de mantenimiento si son necesarias. Cada sesión dura 20 a 40 minutos.

Efectividad: aproximadamente dos de cada tres pacientes que se hacen estimulación de nervio tibial experimentan una mejora significativa o muy significativa. Se puede demorar hasta 8 semanas en notar algún cambio. Es importante completar las 12 sesiones antes de establecer el impacto que ha tenido el tratamiento y si se debe continuar o no. Muchos experimentan recaídas en sus síntomas y se pueden beneficiar de sesiones de mantenimiento.

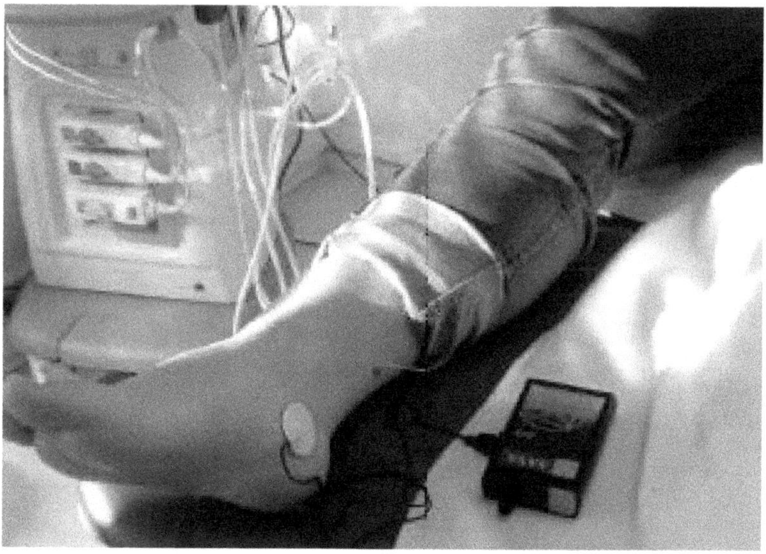

Fig. 24. Estimulación de nervio tibial.

- **Neuroestimulador sacro (marcapaso vesical). Fig.25.**

El mecanismo de acción es similar al de la estimulación del nervio tibial posterior. El procedimiento se realiza bajo anestesia local, en el quirófano, se coloca un marcapaso de pequeño tamaño por debajo de la piel a nivel de la zona glútea y se conecta por intermedio de un micro electrodo a las raíces nerviosas del sacro donde ejerce su acción. Dicho procedimiento se realiza en dos etapas, en la primera se controla la respuesta clínica del paciente durante de 2 a 4 semanas. Si la respuesta es favorable (reduce 50% o más de los síntomas), se puede colocar el marcapaso definitivo (etapa 2).

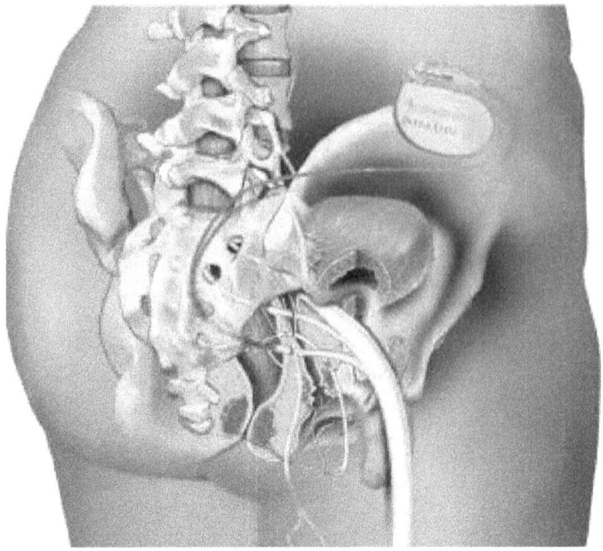

Fig. 25. Estimulador implantado.

6. Tratamiento endoscópico. Inyección de toxina botulínica en la vejiga.

En aquellos pacientes que no responden al tratamiento oral se puede utilizar la toxina botulínica que se administra en forma de inyecciones en la vejiga mediante un cistoscopio. Fig. 26. Esta funciona causando una relajación del músculo de la pared vesical (detrusor) reduciendo así los síntomas de urgencia miccional y la incontinencia. Este tratamiento es mínimamente invasivo, presenta una notable eficacia y sus efectos tienen una duración de hasta un año en algunos casos. Es el tratamiento inicial de elección en los pacientes neurológicos con IU. El efecto de la toxina es temporal, debiendo re-administrarse entre 6 y 12 meses en función de cada tipo de paciente. Los efectos adversos son pocos, pero puede existir dificultad para la micción después del procedimiento (10%). Por eso los pacientes deben aprender a vaciar sus vejigas en forma periódica con una sonda que se saca una vez vaciada la vejiga. Esto se llama cateterismo limpio intermitente (colocar sonda vesical transitoria). Contraindicaciones:

- Miastenia Gravis o Síndrome Eaton-Lambert
- Infección urinaria activa
- Embarazo (se desconoce efecto sobre el feto)
- Alergia a la toxina Botulínica

Las inyecciones se pueden realizar con anestesia local, regional o general.
Después del procedimiento usted puede sentir ardor al orinar. Puede que su orina tenga un tinte sanguinolento. Estos síntomas en general pasan después de 24-48 horas. La toxina Botulínica NO actúa de inmediato. Su efecto se nota entre los 10 y 15 días post tratamiento.

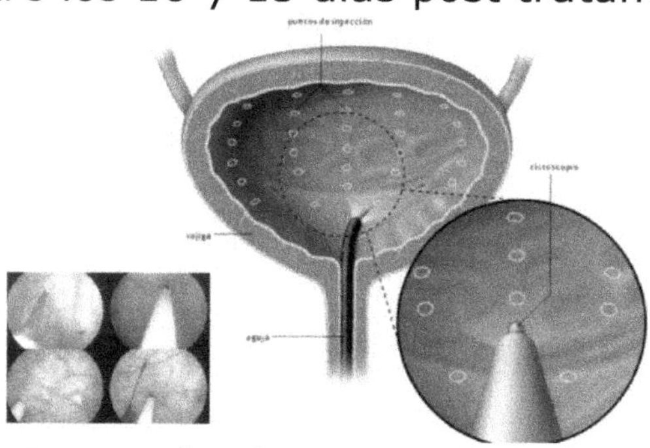

Fig. 26. Inyección de toxina botulínica A en la vejiga[9].

[9] De: https://patients.uroweb.org/es/vejiga-hiperactiva/tratamiento-de-segunda-linea/

7. Tratamiento quirúrgico. Cistoplastia de ampliación.

El tratamiento quirúrgico de la IU se reserva para aquellos pacientes en los que han fracasado los escalones terapéuticos anteriores, sobre todo cuando el origen del trastorno es neurológico. La cirugía estará encaminada a disminuir la presión vesical y aumentar la capacidad de la vejiga, a través de ampliación vesical. La operación más frecuente es la entero-cistoplastia usando intestino delgado aislado como parche sobre la vejiga. Fig. 27.

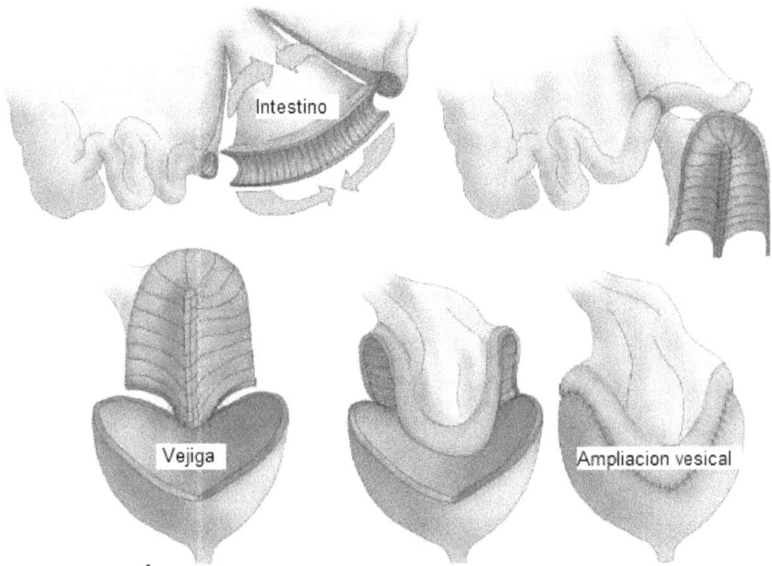

Fig. 27. Íleo-cistoplastia en parche (ampliación vesical)[10].

[10] Modificado de: Breen M, Phelps A, Estrada C, Chow JS. The role of imaging in pediatric bladder augmentation. *Pediatr Radiol.* 2015;45(10):1440-1447.

GUIA DE TRATAMIENTO PARA LA INCONTINENCIA POR URGENCIA.

Ejercicios Kegel. Supervisados por 3 meses.

TIPO DE TRATAMIENTO	Fisioterapia
EFICACIA	30% si son supervisados (mejora/cura)
COMPLICACIONES	Ninguna
VENTAJAS	Simple, seguro y efectivo para la mayoría. Hay apps.
DESVENTAJAS	Requiere dedicación del/ la paciente

Re-entrenamiento vesical con diario miccional por 6 semanas.

TIPO DE TRATAMIENTO	Cambio de hábitos
EFICACIA	40% si son supervisados (mejora/cura)
COMPLICACIONES	Ninguna
VENTAJAS	Seguro y efectivo para la mayoría. Hay apps.
DESVENTAJAS	Requiere dedicación del/ la paciente

Reducción de peso.

TIPO DE TRATAMIENTO	Cambio de hábitos
EFICACIA	25-30% si son supervisados (mejora/cura)
COMPLICACIONES	Ninguna

VENTAJAS	Seguro y efectivo para la mayoría. Mejora salud general. Hay apps.
DESVENTAJAS	Requiere dedicación del/ la paciente

Evitar cafeína.

TIPO DE TRATAMIENTO	Cambio de hábitos
EFICACIA	20% (mejora/cura)
COMPLICACIONES	Algún síntoma de abstinencia al inicio.
VENTAJAS	Simple, seguro y efectivo para la mayoría.
DESVENTAJAS	Requiere dedicación del/ la paciente

Atrofia vaginal.

TIPO DE TRATAMIENTO	Supositorios o crema vaginal
EFICACIA	50%
COMPLICACIONES	Ninguna o leve ardor al inicio
VENTAJAS	Simple, seguro y efectivo para la mayoría
DESVENTAJAS	Solo en post menopausia. Control mandatorio en pacientes con cáncer de mama, útero u ovario.

Tolterodina; Solifenacina; Darifenacina; etc. por 4/semanas.

TIPO DE TRATAMIENTO	Pastillas
EFICACIA	50% (mejora/cura)
COMPLICACIONES	Boca seca 20%, estreñimiento 10%
VENTAJAS	Simple, seguro
DESVENTAJAS	Requiere tratamiento permanente, confusión, visión borrosa, pérdida de memoria. Glaucoma y arritmias bajo control de especialista.

Mirabegron; Imipramina por 4/semanas.

TIPO DE TRATAMIENTO	Pastillas
EFICACIA	65% (mejora/cura)
COMPLICACIONES	Presión alta, palpitaciones, nauseas 10% cada una
VENTAJAS	Muy efectivo, pocos efectos secundarios
DESVENTAJAS	No se puede usar en hipertensos o pacientes con arritmias no controlados

Inyección vesical de Toxina Botulínica (varias marcas comerciales).

TIPO DE TRATAMIENTO	Inyección endoscópica ambulatoria bajo anestesia

	general breve o local
EFICACIA	80% (mejora/cura)
COMPLICACIONES	Infección (20%), chorro débil o retención urinaria 10% requiere auto cateterismo intermitente por unas semanas
VENTAJAS	Simple, seguro y muy efectivo
DESVENTAJAS	Requiere inyecciones repetidas cada 6 a 12 meses. 10% riesgo de retención urinaria.

Estimulación de Nervio Tibial.

TIPO DE TRATAMIENTO	Electro estimulación de nervio, 12 sesiones de 45 minutos
EFICACIA	65%
COMPLICACIONES	Ninguna o leve molestia durante la aplicación
VENTAJAS	Simple, seguro y efectivo para la mayoría
DESVENTAJAS	Debe ir a las sesiones de tratamiento.

Estimulación eléctrica (si baja contracción).

TIPO DE TRATAMIENTO	Fisioterapia de estimulación muscular, 12 sesiones de 45 minutos
EFICACIA	40% junto con ejercicios de Kegel

COMPLICACIONES	Leve molestia durante la aplicación
VENTAJAS	Puede evitar una operación, simple y seguro
DESVENTAJAS	Debe ir a las sesiones de tratamiento.

Estimulación de raíces sacras.

TIPO DE TRATAMIENTO	Cirugía ambulatoria (o una noche) bajo anestesia general. Debe repetirse 2 veces
EFICACIA	70%
COMPLICACIONES	Infección 5%, Disfunción 25%, migración 20%
VENTAJAS	Seguro y efectivo para la mayoría
DESVENTAJAS	No se puede realizar RMN una vez implantado.

Cistoplastia de ampliación

TIPO DE TRATAMIENTO	Operación abierta con incisión en el abdomen con internación de varios días y anestesia general
EFICACIA	70%
COMPLICACIONES	70% riesgo de requerir auto cateterismo intermitente permanente, mucosidad que requiere lavados vesicales, infecciones, control

	endoscópico. Sutura digestiva en ampliación con intestino.
VENTAJAS	Útil cuando otros procedimientos han fallado
DESVENTAJAS	Cirugía mayor con efectos secundarios significativos permanentes y riesgo de retención urinaria

INFORMACIÓN ADICIONAL.

1. José Mª Adot Zurbano, Manuel Esteban Fuertes, José Emilio Batista Miranda, Jesús Salinas Casado. Guía vejiga hiperactiva. Asociación Española de Urología.2014.

2. Sandip P. Vasada, Raymond Robert Rackley. Estimulación eléctrica y neuromodulación para los trastornos del almacenamiento y la evacuación vesicales. Campbell-Walsh, Urología. Vol3. 10thed. México: Panamericana; 2012. p. 2048-2068.

3. Subak, L., Van Den Eeden, S., Thom, D., Creasman, J.M., Brown, J.S. Reproductive Risks for Incontinence Study at Kaiser Research Group. Urinary incontinence in women: Direct costs of routine care. Am J Obstet Gynecol 2007; 197(6): 596.e1-9

4. Darkow T, Fontes CL, Williamson TE. Costs associated with the management of overactive bladder and related comorbidities. Pharmacotherapy 2005;25 pp:511-19.

5. Altaf Mangera, Christopher R Chapple. Uso de la toxina botulínica en el tratamiento de los trastornos del tracto urinario inferior. Situación actual. Arch. Esp. Urol. 2010; 63 (10): 829-841

6. M. G. Lucas, R.J.L. Bosch, F.C. Burkhard, et al. Guía clínica de la Asociación Europea de Urología sobre la evaluación y el tratamiento no quirúrgico de la incontinencia urinaria. Actas urológicas esp., 2013; 37(4):199-213.

7. Urinary incontinence in neurological disease: assessment and management. NICE Guideline.

USO DE ESTROGENOS A NIVEL VAGINAL.

Dres. Gabriel Cura Hochbaum y Jorge Clavijo.

¿Por qué usar estrógenos tópicos (o locales, vaginales)?

Los estrógenos locales se utilizan para tratar los cambios atróficos de la piel y mucosas del área urogenital. Este es un término médico que describe los cambios en la piel y mucosas que ocurre en la vagina, la uretra (conducto de salida de la vejiga) y la vulva, cuando los ovarios no producen más estrógenos después de la menopausia. Esto puede llevar a cambios en la acidez vaginal, haciendo que la piel se reseque, se adelgace, se inflame y esté menos lubricada. Las mujeres con cambios atróficos vaginales pueden presentar molestias o dolor durante el coito, aumento de las secreciones vaginales e irritación o sensación quemante. El objetivo de los estrógenos vaginales a bajas dosis es aliviar estos síntomas. Los cambios que ocurren en la vagina también ocurren a nivel del conducto urinario (uretra) y en la base de la vejiga. Estos cambios pueden resultar en síntomas como el aumento en la frecuencia urinaria, necesidad imperiosa de orinar (urgencia), incontinencia urinaria y molestias al orinar. Usted también podrá estar más propensa a infecciones urinarias o síntomas de infección. Los estrógenos vaginales tópicos pueden ayudar a aliviar estos síntomas.

¿Qué es la terapia estrogénica intravaginal?

Implica que el estrógeno sea aplicado directamente a la vagina, donde actúa localmente para mejorar la calidad de la piel y mucosas al normalizar su acidez y hacerlas más gruesas y mejor lubricadas. La ventaja de usar terapia local en lugar de sistémica (ej. Terapia de Reemplazo Hormonal en pastillas, geles o parches, etc.) es que con dosis mucho menores de estrógenos se pueden obtener óptimos resultados en la vagina, minimizando los efectos sobre otros órganos como las mamas o el útero. Los estrógenos vaginales vienen en varias presentaciones como:

- pastillas vaginales a base de Estradiol.
- óvulos vaginales y cremas en base a Estriol (solo actúa a nivel urogenital, son muy seguros).
- geles lubricantes vaginales con fitoestógenos (estrógenos naturales extraídos de plantas) con actividad algo menor que los que son a base de estriol pero igualmente de seguros.

¿Es segura para mí la terapia con estrógenos vaginales?

Las preparaciones vaginales de estrógenos actúan localmente en la piel y mucosa vaginal, y algo mínimo o nada de estrógeno se absorbe hacia el torrente sanguíneo. Actúan de forma similar a la crema de manos o facial. Si usted ha tenido cáncer de mama y tiene síntomas molestos persistentes que no mejoran con humectantes y lubricantes vaginales, un tratamiento con estrógenos locales puede ser una posibilidad. Su uro ginecólogo coordinará el uso de estrógeno vaginal con su oncólogo.

Hasta ahora, los estudios no han demostrado un aumento en la incidencia y/o recurrencia de cáncer de mama usando estrógenos vaginales en mujeres bajo tratamiento de cáncer de mama o antecedentes de cáncer de mama.

IMPORTANTE. Excepción a esto son las pastillas vaginales que, si bien tienen absorción baja, su efecto a nivel del resto del organismo es tan potente como al ingerirlas. Las cremas actuales y óvulos son SEGUROS dado que actúan solo a nivel urogenital. El Estradiol se debería usar por períodos cortos y en pacientes seleccionadas, usado de esta forma, son seguros.

¿Cuál preparado es el mejor para mí?

Su médico podrá asesorarla en esto, pero la mayoría de las mujeres tolerarán todas las presentaciones de estrógenos tópicos. Los estudios han demostrado que todos los preparados son igualmente efectivos para aliviar los síntomas.

¿Si actualmente estoy recibiendo terapia de reemplazo hormonal (TRH), necesitaré estrógenos tópicos también?

A veces, si usted continúa con síntomas vaginales a pesar de usar TRH, su médico puede indicarle también estrógenos vaginales. Esto es común si usted recibe una baja dosis de TRH. De esta manera usted podrá mejorar sus síntomas vaginales sin necesidad de aumentar la dosis (y riesgos) de TRH. Los lubricantes vaginales también pueden ayudar si su principal síntoma es la sequedad vaginal durante las relaciones sexuales y los humectantes vaginales pueden restaurar la humedad y puede usarse algunos días a la semana según necesidad.[11]

[11] Modificado de www.IUGA.org.

INCONTINENCIA URINARIA DE ESFUERZOS. MANEJO.

Dres. Edgardo Castillo, Fernando Craviotto, Gabriel Cura y Jorge Clavijo.

A diferencia de la incontinencia de urgencia, en la que el tratamiento es generalmente con medicación, en la incontinencia de esfuerzo la rehabilitación y la cirugía son herramientas importantes en la solución. Las medidas higiénico-dietéticas (salvo el tratamiento de la obesidad) y el tratamiento farmacológico no son resolutivos en la mayoría de los casos.

Las **compresiones** de pene en los hombres con incontinencia de esfuerzo (o continua) post cirugía pelviana (ej. con pinzas de pene) no son una solución satisfactoria ni adecuada a mediano ni largo plazo. El tratamiento es también quirúrgico, con modificaciones de las técnicas descriptas a continuación.

Qué es un pesario? Para qué puede servir? Yo puedo usar uno?

El pesario es un dispositivo que se inserta en la cavidad vaginal para sostener los órganos pélvicos en su lugar si están descendidos. Se ha visto una mejoría de la incontinencia urinaria similar a la lograda con ejercicios. El pesario tiene el inconveniente que "ocupa" la vagina, y no permite mantener relaciones sexuales con penetración vaginal. Además puede ser incómodo su uso si el tamaño no es el adecuado. Por último, requiere para mantenerse en la vagina (sin caerse) de la integridad de algunas estructuras que podrían estar alteradas. La conclusión es que los

pesarios representan una alternativa en mujeres que no desean tratamiento quirúrgico y no mantienen relaciones sexuales con penetración vaginal.
Entre los **fármacos** que se han utilizado en la incontinencia de esfuerzo la Duloxetina puede ser ofrecida como tratamiento de segunda línea (en vez de cirugía) o a pacientes que no son candidatos o no desean operarse. Sus efectos secundarios son frecuentes y serios.
Hay otros medios paliativos, caso de los dispositivos oclusivos intravaginales, que elevan el cuello vesical contra la sínfisis del pubis mejorando así la continencia, o los intra-uretrales (micro tampones), aunque su uso no se ha generalizado, ya que sus resultados a nivel práctico son muy discretos.

Rehabilitación perineal.

El tratamiento rehabilitador consiste en una serie de técnicas encaminadas, por un lado, a desarrollar y fortalecer la musculatura pélvica y, por otro, a modificar los hábitos miccionales de la persona favoreciendo su autocontrol sobre el ciclo continencia-micción. Las **técnicas básicas** que se emplean en re-educación perineal las describimos a continuación:

- **Fisioterapia**: consiste en una serie de ejercicios musculares pélvicos (ejercicios de Kegel), con los que se pretende fortalecer esta musculatura, así como enseñar al paciente a utilizarla adecuadamente.

Los programas de entrenamiento muscular constan de las siguientes fases:

- Información al paciente. Se realiza con la ayuda de imágenes, láminas, dibujos o maquetas, con el fin de explicar al paciente, la importancia de una musculatura perineal en buen estado y su situación anatómica; transmitiéndole la necesidad de su colaboración y dedicación durante la terapia y luego en el mantenimiento.
- Identificación de la contracción del músculo correcto. Consiste en enseñar al paciente a contraer correctamente el músculo elevador del ano. Algunas de las estrategias que podemos utilizar para ello son la contracción anal (como intentando evitar pasar gases), interrupción del chorro de la orina, tacto vaginal, visualización perineal en un espejo, palpación del periné u observar el movimiento de una sonda situada en el interior de la vagina, todas ellas durante la contracción perineal.
- Terapia activa. Una vez que el paciente es capaz de reconocer y aislar la contracción perineal, debe realizar el entrenamiento en su propio domicilio siguiendo etapas de complejidad creciente como son: trabajo activo del periné acostado/a, modificando la posición en sentado-cuclillas- parado/a; contracción perineal asociada a ejercicios de otros grupos musculares; contracción ante el esfuerzo y ante las actividades cotidianas.
- Mantenimiento. Consiste en incorporar estos ejercicios a la vida diaria del paciente, ya que la ganancia obtenida en las fases anteriores pueden desaparecer a las 10-20 semanas del abandono de los ejercicios. En general,

recomendamos un programa de ejercicios de rehabilitación de los músculos pélvicos en domicilio. El mismo debe mantenerse, al menos, durante 6 meses, con una pauta de contracciones lentas y rápidas en series de 10, intercaladas, durante 15 minutos y dos veces al día (preferentemente al acostarse y al levantarse).

Los ejercicios de los músculos pélvicos (Kegel y variaciones) pueden curar o mejorar la incontinencia de esfuerzo y mejoran la incontinencia por urgencia. Es importante que usted ejercite los músculos correctos. Siéntese en una silla con las rodillas ligeramente separadas. Imagínese que usted está tratando de no pasar un gas por el ano. Usted tendrá que apretar el músculo justo por encima de la entrada del ano. Usted sentirá el movimiento del músculo. No mueva las nalgas o las piernas. Ahora imagine que está orinando y trate de detener el chorro. Usted se encontrará usando ligeramente diferentes partes de los músculos pélvicos que para el primer ejercicio (más cerca de la parte delantera). Estos son los músculos a fortalecer. Si no está seguro/a de que usted está ejercitando los músculos correctos, lo mejor es contactarse con una nurse o fisioterapeuta **experto/a**.

Como hacer los ejercicios: tiene que hacer los ejercicios todos los días. Sentado/a, parado/a o acostado/a con las rodillas ligeramente separadas. Apriete progresivamente los músculos pélvicos debajo de la vejiga, lo más fuerte que pueda. Mantenga la contracción por 10 segundos (cuente hasta 10), y luego relájese unos momentos. Repita esta contracción por 8-10 veces. Repita esta serie 3-5 veces por día al inicio y aumente dos por semana hasta llegar a 10 series por día. Pruebe hacer los ejercicios en posiciones diferentes. A medida que los músculos se hacen más fuertes aumente la duración de las contracciones (hasta 15-20 segundos). No contraiga otros músculos cuando aprieta los músculos pélvicos. Por ejemplo, no utilice los músculos de la espalda, los muslos, las nalgas o el abdomen. Además de las horas específicas en que hace los ejercicios, trate de hacerlos mientras habla por teléfono, conduce, etc. Después de varias semanas, los músculos estarán más fuertes. **Se necesita tiempo, esfuerzo y práctica para mejorar con estos ejercicios.** Se aconseja que usted los haga durante al menos tres meses para empezar. Podrá notar el beneficio después de unas pocas semanas. Sin embargo, lleva de 8 a 20 semanas para llegar a la máxima mejoría. Si es posible, siga con los ejercicios pélvicos como parte de la vida cotidiana para siempre. Una vez que la incontinencia se ha controlado, es posible que sólo tenga que hacer 1-2 repeticiones por día para mantener los músculos fuertes y tonificados. Otras formas de ejercicio de los músculos pélvicos: a veces, un fisioterapeuta le puede aconsejar métodos adicionales si usted tiene problemas para realizar los ejercicios. Estos son en adición a los descritos anteriormente. Los ejercicios pélvicos son de utilidad, y fáciles de hacer, el problema es que algunos pacientes tienen baja adherencia al mantenimiento. Los ejercicios, número de repeticiones y series pueden tener que individualizarse para cada paciente, lo cual requiere supervisión y el costo de la misma.

- **Biofeedback**: se utiliza para monitorizar los ejercicios del suelo pélvico, haciéndolos conscientes al individuo, de forma que pueda corregir el uso de la musculatura antagonista durante dichos ejercicios. Adicionalmente permiten objetivar el progreso del entrenamiento.
- **Electro-estimulación**: su fundamento es la estimulación eléctrica de la musculatura pélvica mediante electrodos anales, vaginales o perineales mejorando las fibras musculares, mostrándose útil en la incontinencia urinaria de esfuerzo y en la incontinencia por urgencia, **cuando el paciente es incapaz de lograr una adecuada contracción en forma espontánea**. Fig. 28.

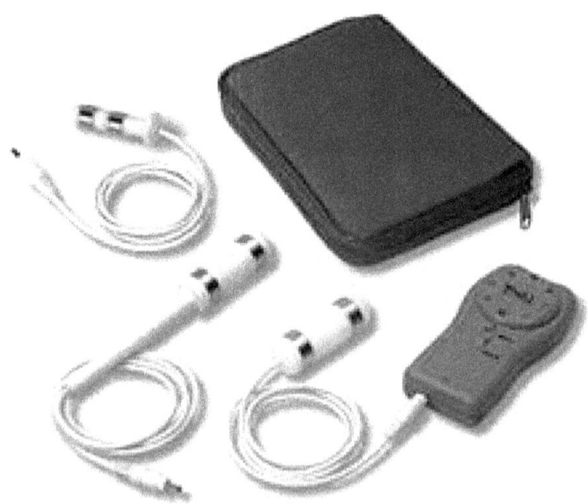

Fig. 28. Artefactos de electro-estimulación.

La estimulación eléctrica y/o biofeedback solo deben considerarse en los pacientes que no pueden contraer de forma activa los músculos del suelo pélvico, con el fin de ayudar a la motivación y la adherencia al tratamiento.

Qué es el láser, como me puede ayudar?
El láser es una fuente de luz. Como toda luz, produce calor el cual puede crear efectos térmicos y ablativos. Esto se usa en mujeres en las paredes vaginales y la ablación produce un grado de inflamación. El proceso de reparación de esa inflamación incluye un aumento en la producción del colágeno de la pared vaginal. Este proceso reparador cicatrizal puede aumentar el soporte a la uretra (conducto por el que sale la orina desde la vejiga al exterior) y la vejiga. En ocasiones esto se acompaña de una reducción en la incontinencia urinaria.

Tratamiento quirúrgico.
La cirugía es el tratamiento más resolutivo en la incontinencia urinaria de esfuerzo. Existen distintas técnicas para su corrección. Ud. debe discutir con su médico cuales son las más adecuadas para su caso particular.

- **Corrección por cirugía abdominal**: suspensión del cuello vesical por vía abierta o laparoscópica, mediante suturas. Ej.: colposuspensión (Burch, etc.). Fig. 29.

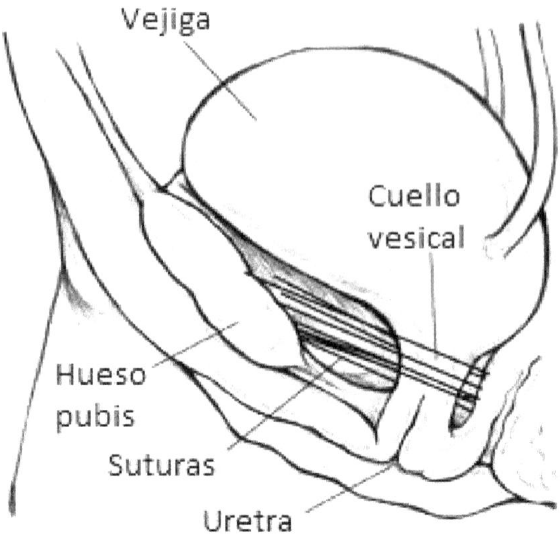

Fig. 29. Técnica de Burch. Vista lateral.

El procedimiento consiste en posicionar puntos en la vagina a cada lado de la uretra, y fijarlos a una parte del hueso púbico (ligamento de Cooper), elevando la vagina. La operación se realiza a través de una incisión horizontal en el abdomen a la altura de la línea del bikini. También se puede realizar a través de laparoscopia (con menos cicatriz, dolor y recuperación más rápida). Es habitual realizar una cistoscopia durante el procedimiento. Se puede introducir una sonda por la uretra o un catéter supra púbico.

Posibles complicaciones: cualquier operación tiene riesgo de hemorragia, infección y trombo-embolismo venoso. Los riesgos específicos de la colposuspensión retro-púbica incluyen:

- Fracaso del procedimiento (hasta un 20% en el 1er año).

- Vejiga hiperactiva (la necesidad urgente de orinar que puede generar incontinencia), ocurre hasta un 17% de las veces.
- Dificultad para orinar, ocurre hasta en un 10% de las mujeres. Esta condición normalmente mejora, pero puede ser un problema permanente. Puede ser que tenga que utilizar un catéter intermitentemente para vaciar la vejiga (auto-cateterización intermitente-raro).
- Dolor o dificultad durante el sexo (5%), o pérdida de la intensidad del orgasmo.
- Raramente, los puntos pueden erosionar y penetrar en la vejiga

Es aconsejable incrementar gradualmente su nivel de actividad física durante las primeras 6 semanas después de la operación y probablemente después de 3 meses podrá hacer vida normal.

- **Suspensión vía vaginal**: la uretra se suspende mediante suturas desde la vagina. Ej.: Gittes, Raz, Pereyra, Stamey. Técnicas de uso muy selectivo.

- **Cinchas o cabestrillos (slings)**: consiste en la utilización de cintas o parches por debajo del conducto de salida de la orina. En la actualidad, son las técnicas más utilizadas, siendo las más populares el TVT (Tension-free vaginal tape: cinta vaginal libre de tensión), el TOT (Tension-free Transobturator tape: cinta transobturatriz libre de tensión) y el sling de incisión única (también llamado min-sling). Fig. 30. Son técnicas sencillas, relativamente seguras, de bajo costo, pudiendo realizarse con anestesia local, lo que supone una corta estadía hospitalaria y una rápida incorporación de la paciente a la vida laboral. Los resultados son similares entre ellas, con un índice de curación/continencia a largo plazo elevado (70%). Las diferencias entre estas técnicas radican fundamentalmente en el abordaje quirúrgico y en el material empleado en cada una de ellas. **Actualmente hay una tendencia a usar tejidos del propio paciente (autólogos) para las cinchas debido a las complicaciones serias a largo plazo de las mallas sintéticas.** Muchos son los materiales utilizados en la elaboración de la cinta o sling: materiales autólogos (tendón de musculo del muslo o fascia lata; tejido de músculos abdominales o aponeurosis; parches de vagina, etc.) y materiales sintéticos.

En el hombre las cinchas se colocan por detrás del escroto.

Los **sling de fascia y aponeurosis** están hechos de tejidos del mismo paciente. Son capas de tejido fuerte como los tendones que usualmente se obtiene del abdomen o del muslo. Se obtiene un rectángulo de 1-3cm de ancho y longitud variable y se coloca debajo de la uretra (el tubo por el que se vacía la vejiga) para dar soporte y reducir la perdida de orina. El sling se utiliza para reemplazar las estructuras de soporte normal que han sido dañadas. Es habitual realizar una cistoscopia durante el procedimiento. Se puede introducir una sonda por la uretra o un catéter supra púbico. Posibles complicaciones: cualquier operación tiene riesgo de hemorragia, infección y trombo-embolismo venoso. La estadía promedio es de un día. Podrá regresar a su rutina diaria alrededor de 4-6 semanas luego del procedimiento. Se recomienda evitar levantar objetos pesados, tener relaciones sexuales o hacer deporte por 6 semanas para permitir que sus incisiones cicatricen adecuadamente. Los riesgos específicos de las cinchas autólogas incluyen:

- Fracaso del procedimiento (hasta un 10% en el 1er año).
- Vejiga hiperactiva (la necesidad urgente de orinar que puede generar incontinencia), ocurre hasta un 10% de las veces.
- Dificultad para orinar, ocurre hasta en un 5-10% de las mujeres. Esta condición normalmente mejora, pero puede ser un problema permanente. Puede ser que tenga que utilizar un catéter intermitentemente para vaciar la vejiga (auto-cateterización intermitente-raro).
- Dolor o dificultad durante el sexo (2%), o pérdida de la intensidad del orgasmo.
- Raramente, lesiones en la vejiga.

Usando **materiales sintéticos** la cirugía consiste en colocar una cinta de malla de polipropileno (plástico) de 1 cm de ancho entre la porción media de la uretra y la mucosa de la vagina. El abordaje retro púbico parece ser más útil para la incontinencia severa, y el mini-sling para la leve. El sling (o cincha) previene la pérdida al dar soporte a la uretra e imitar a los ligamentos que fueron debilitados por los embarazos y el envejecimiento. Las posibles complicaciones incluyen todas las de los autólogos y además exposición (erosión) del sling el cual puede aparecer en la pared de la vagina o uretra, semanas, meses o años después de la cirugía. Su pareja puede notar un área rugosa durante las relaciones, o usted puede sentir una sensación incómoda en la vagina. Ocasionalmente puede haber flujo sanguinolento. El riesgo de que esto suceda es de 1-5%. También puede haber perforación vesical o uretral en similar porcentaje.

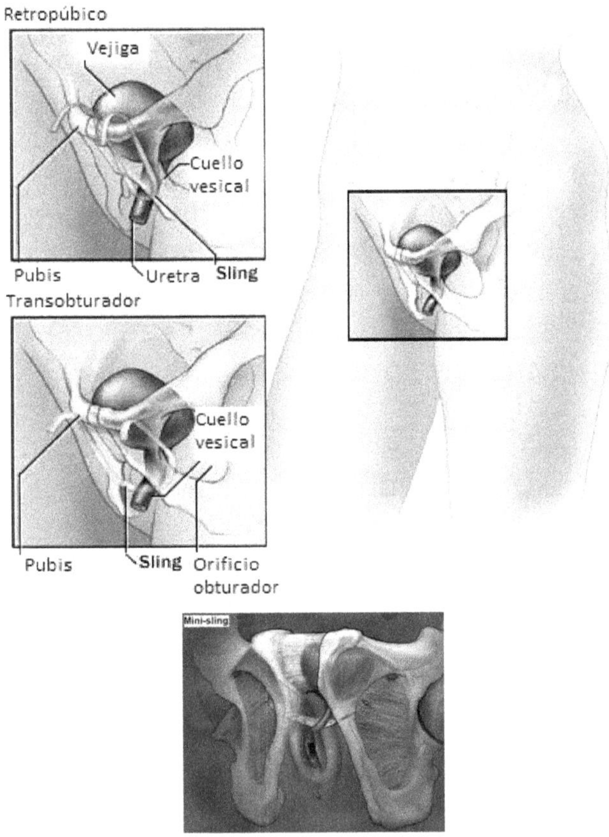

Fig. 30. Cinchas suburetrales.

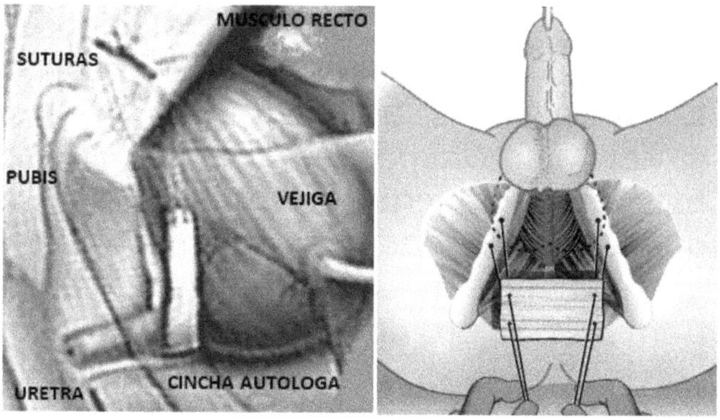

Fig. 31. Cincha con parche de tejido autólogo (del propio paciente). Mujer y hombre.

- **Inyecciones peri-uretrales**: buscan la compresión del conducto de salida, mediante la inyección de diferentes agentes alrededor de la uretra. Es una técnica poco invasiva, sencilla, pero con resultados poco esperanzadores a largo plazo, requiriendo retratamiento, con el costo económico, como principal inconveniente (los materiales usados se reabsorben o se desplazan).

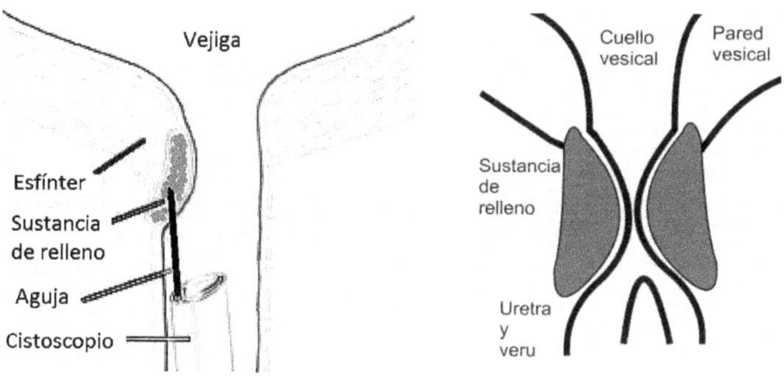

Fig. 32. Inyecciones peri-uretrales.

Los pacientes deben ser conscientes de que:

- Pueden ser necesarias inyecciones repetidas para conseguir resultados adecuados.
- La eficacia en general disminuye con el tiempo.
- La eficacia es inferior a la de las cinchas sintéticas o cinchas autólogas.

Este procedimiento es muy útil para pacientes que esperan quedar embarazadas en el futuro, que no desean una anestesia general o que tienen una perdida leve.

- **Esfínter urinario artificial**: exige de los pacientes capacidad y responsabilidad para su correcto manejo. Está indicado en algunos pacientes neurológicos, en la incontinencia urinaria masculina postoperatoria, y muy excepcionalmente en la incontinencia urinaria de esfuerzo en la mujer en la que haya fracasado el resto de las alternativas. Consta de un manguito de presión inflable que se coloca rodeando por fuera a la uretra. Fig. 33. El sistema se completa con una bomba que el paciente puede accionar a voluntad para el vaciado vesical, colocada en el interior del escroto o labio mayor.

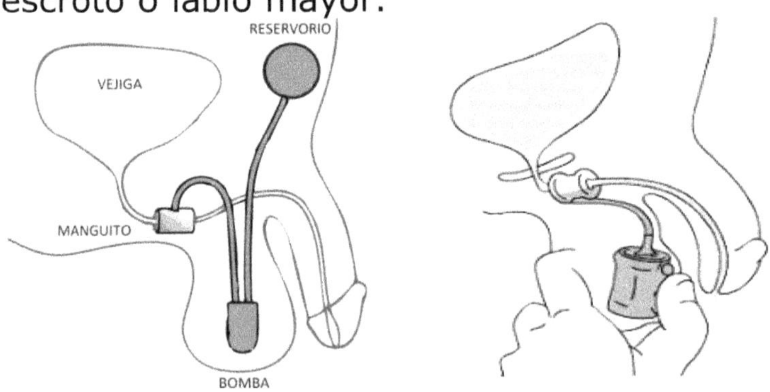

Fig. 33. Esfínter urinario artificial, vista lateral. Der. 3 componentes, izq. 2 componentes.

GUIA DE TRTATAMIENTOS PARA LA INCONTINENCIA DE ESFUERZO.

Ejercicios Kegel. Supervisados por 3 meses.

TIPO DE TRATAMIENTO	Fisioterapia
EFICACIA	60% si son supervisados (mejora/cura)
COMPLICACIONES	Ninguna
VENTAJAS	Simple, seguro y efectivo para la mayoría. Hay apps.
DESVENTAJAS	Requiere dedicación del/ la paciente

Re-entrenamiento vesical con diario miccional por 6 semanas.

TIPO DE TRATAMIENTO	Cambio de hábitos
EFICACIA	20% si son supervisados (mejora/cura)
COMPLICACIONES	Ninguna
VENTAJAS	Seguro y efectivo para la mayoría. Hay apps.
DESVENTAJAS	Requiere dedicación del/ la paciente

Reducción de peso.

TIPO DE TRATAMIENTO	Cambio de hábitos
EFICACIA	30% si son supervisados (mejora/cura)
COMPLICACIONES	Ninguna

VENTAJAS	Seguro y efectivo para la mayoría. Mejora salud general. Hay apps.
DESVENTAJAS	Requiere dedicación del/ la paciente

Atrofia vaginal.

TIPO DE TRATAMIENTO	Supositorios o crema vaginal
EFICACIA	40%
COMPLICACIONES	Ninguna o leve ardor al inicio
VENTAJAS	Simple, seguro y efectivo para la mayoría
DESVENTAJAS	Solo en post menopausia. Control mandatorio en pacientes con cáncer de mama, útero u ovario.

Medicación. Duloxetina.

TIPO DE TRATAMIENTO	Pastillas
EFICACIA	40%
COMPLICACIONES	Náuseas, vómitos, mareos, somnolencia, insomnio, boca seca, taquicardia
VENTAJAS	Evita la cirugía
DESVENTAJAS	No muy efectivo. Bastantes efectos secundarios

Cincha (Sling) autólogo.

TIPO DE TRATAMIENTO	Cirugía ambulatoria (o una noche) bajo anestesia general
EFICACIA	85%
COMPLICACIONES	Urgencia 10%, daño vesical 10%, infección 5%, chorro débil 5-10%
VENTAJAS	Muy efectivo, no usa mallas sintéticas
DESVENTAJAS	Pequeña incisión sobre el pubis y recuperación un poco más lenta que con malla

Sling con malla de polipropileno genérica o comerciales (TVT, TOT, etc.).

TIPO DE TRATAMIENTO	Cirugía ambulatoria bajo anestesia general
EFICACIA	85%
COMPLICACIONES	Urgencia 10%, daño vesical 10%, erosión 5%, chorro débil 5%
VENTAJAS	Muy efectiva, los efectos secundarios serios son raros
DESVENTAJAS	Aunque los efectos secundarios son raros, pueden ser complicaciones mayores, como dolor crónico, migración de la malla a la vejiga, vagina, uretra o recto que requieren re-operaciones

	serias

Colposuspension. Burch.

TIPO DE TRATAMIENTO	Operación abierta con incisión en el abdomen con internación de 1 a 2 días y anestesia general
EFICACIA	85%
COMPLICACIONES	Prolapso 15%, urgencia 10%, lesión vesical 5%, chorro más lento 20%, infección de herida 5%
VENTAJAS	Muy efectivo, no usa mallas sintéticas
DESVENTAJAS	Incisión abdominal y recuperación más lenta que con cinchas

Inyecciones periuretrales.

TIPO DE TRATAMIENTO	Inyección endoscópica ambulatoria bajo anestesia general breve
EFICACIA	60%
COMPLICACIONES	Puede requerir retratamiento. Chorro algo más débil en 10%
VENTAJAS	Evita tratamientos mayores y operaciones
DESVENTAJAS	Menos eficiente que otras opciones, en especial a largo plazo.

Estimulación eléctrica (si baja contracción).

TIPO DE TRATAMIENTO	Fisioterapia de estimulación muscular, 12 sesiones de 45 minutos
EFICACIA	40% junto con ejercicios de Kegel
COMPLICACIONES	Leve molestia durante la aplicación
VENTAJAS	Puede evitar una operación, simple y seguro
DESVENTAJAS	Debe ir a las sesiones de tratamiento.

Colposuspension laparoscópica. Burch.

TIPO DE TRATAMIENTO	Cirugía ambulatoria (o una noche) bajo anestesia general
EFICACIA	85%
COMPLICACIONES	Urgencia 10%, daño vesical 10%, infección 5%, chorro débil 5-10%
VENTAJAS	Muy efectivo, no usa mallas sintéticas
DESVENTAJAS	Pequeñas incisiones abdominales y recuperación un poco más lenta que con malla.

Esfínter artificial.

TIPO DE TRATAMIENTO	Operación abierta con incisión en el abdomen con

	internación de 1 a 2 días y anestesia general
EFICACIA	>90%
COMPLICACIONES	Infección (2-10%), falla mecánica (2-10%), dificultad para orinar (5-10%)
VENTAJAS	Útil cuando otros tratamientos han fallado
DESVENTAJAS	Debe activar una pequeña bomba cada vez que orina, incisión abdominal y recuperación más lenta que con cinchas.

INCONTINENCIA DE ORINA MIXTA.

La IU Mixta se define como el escape involuntario de orina asociado con la urgencia y también con el esfuerzo de la tos o estornudos. Esto implica la coexistencia tanto de la incontinencia urinaria de esfuerzo (IUE) como de la incontinencia urinaria de urgencia (UUI).

En relación a su tratamiento lo aconsejable es iniciar un manejo higiénico/dietético/conductual y luego agregar medicación si es necesario, mantenido durante varias semanas. Al cabo de este tiempo se evaluará de nuevo al paciente para ver la contribución de cada síntoma. Si la incontinencia permanece en grado leve, se propondrá tratamiento rehabilitador de los músculos pélvicos, y si lo hace en grado importante, se propondrá corrección quirúrgica.

INFORMACIÓN ADICIONAL.

1. Dumoulin C, Hay-Smith EJ, Mac Habee-Seguin G. Pelvic floor muscle training versus no treatment, or inactive control treatments, for urinary incontinence in women. Cochrane Database Syst Rev 2014;(5)
2. Richter HE, Burgio KL, Brubaker L, et al. Continence pessary compared with behavioral therapy or combined therapy for stress incontinence: a randomized controlled trial. Obstet Gynecol 2010;115(3):609-617.
3. Preti M, Vieira-Baptista P, Digesu GA, et al. The Clinical Role of LASER for Vulvar and Vaginal Treatments in Gynecology and Female Urology: An ICS/ISSVD Best Practice Consensus Document. J Low Genit Tract Dis. 2019;23(2):151-160.

ENURESIS.

Dres. Wilson Chiva, Levin Martínez, Analía Galván y Jorge Clavijo.

Se le llama enuresis a la pérdida de orina involuntaria cuando se duerme, la cual se da en una edad y frecuencia no esperadas. Es una enfermedad típicamente de niños y adolescentes. El tipo más común es la que tiene un solo síntoma (la pérdida de orina. El examen físico es normal y lo único importante es que el paciente realice un diario miccional anotando los días y la frecuencia con que pierde orina por las noches.

Los tratamientos disponibles son la alarma (para despertarse y orinar en medio de la noche) y la Desmopresina (medicamento que se puede utilizar como un comprimido vía oral o inhalado por la nariz). Han demostrado ser seguros y eficaces.

Hay un acuerdo entre distintas sociedades científicas aceptando la edad para considerar la enuresis en 5 años. La enuresis es un síntoma (señal o alteración del organismo) a la vez que una enfermedad. La han definido como una pérdida de orina que no es constante (sino que es de a ratos y en pequeñas cantidades) mientras los niños de 5 o más años duermen. Enuresis es un término que se refiere a la perdida de orina nocturna, no pudiéndose nombrar a la pérdida de orina en el día con este término.

La definición que más se ajusta a la realidad de los niños que mojan la cama, cuando esto no está dado por una enfermedad psiquiátrica, es la que diferencia claramente la pérdida de orina por las noches de otros tipos de pérdida de orina para que no existan confusiones. La enuresis es pérdida de orina que ocurre **solo** durante el sueño en una edad que no debería ocurrir y con una frecuencia que no es aceptable, considerando su diagnóstico a partir de los 5 años y cuando sucede este episodio al menos 1 noche/mes.

Existen varios **tipos de enuresis** y estas se diagnostican y se tratan de manera distinta:

- **Enuresis primaria**: moja la cama desde siempre, nunca deja de mojar la cama por un tiempo de 6 meses o más. El origen de por qué sucede esto es desconocido y aunque la herencia tiene importancia en este tipo enuresis, no tiene valor para saber cómo va a evolucionar la enfermedad ni tiene importancia para el tratamiento.
- Enuresis monosintomática: el único síntoma urinario es perder orina durante el sueño.
- Enuresis no monosintomática: existen varias pérdidas de orina en la noche y otros síntomas como pueden ser: pérdida de orina en el día o tener que ir rápido a orinar cuando tiene ganas porque siente que si no se va a orinar.
- **Enuresis secundaria**: aparece luego de haber dejado de mojar la cama por al menos 6 meses. Siempre hay que investigar la causa. Puede estar dada por problemas emocionales, constipación, infección por parásitos, problemas en vías respiratorias. Es raro, pero también la diabetes puede darla, pero en general también presentan otras alteraciones.

En la búsqueda del por qué se da la enfermedad se han nombrado tantos factores genéticos, herencia, menor capacidad de la vejiga, dificultad para vaciar la vejiga, problemas hormonales, alteraciones del sueño, factores psicológicos o psiquiátricos, dificultad para movilizar el intestino, diabetes, alergia o la presencia de bacterias en la orina.

La pérdida de orina puede afectar tanto al niño que moja la cama como a sus familiares, compañeros de escuela y personas con las que se relacione. Se ha visto en algunos estudios que estos niños tienen baja autoestima comparados con niños que no tienen enuresis. Esta enfermedad no deja que los niños se integren en su entorno y les dificulta además ir a paseos o campamentos escolares, les asusta quedarse a dormir en la casa de un amigo y les hace sentir que en su cuerpo algo funciona mal. Tienen muchas veces inseguridad y miedo a ser descubiertos y que sus compañeros se burlen de ellos por su enfermedad. También se ha visto que esta enfermedad puede verse relacionada al fracaso escolar.

La frecuencia es de 16% a los 5 años y 1-3% en adolescentes y adultos. Se ha visto que afecta más a varones. La más frecuente es la enuresis monosintomática con más del 80% del total. La percepción que hay hoy en día es que en los últimos años se han visto más cantidad de casos de enuresis ya que es un tema actualmente más discutido y del cual tenemos más información.

Si hablamos de diagnóstico, es muy importante las preguntas al paciente dirigidas al problema que está teniendo y sus características, además de hacer un examen físico simple. La única prueba importante para completar el diagnóstico es el **diario miccional de un mes** (anotar en un cuaderno los días de la semana que se orina a la noche y los días que pasa toda la noche seca sin pérdidas de orina). Con las preguntas que hará el médico tratante se puede valorar la gravedad, saber si es monosintomática o no, si es primaria o no, cuánto ha impactado este problema en la familia y en el paciente. Es importante también descartar si existen pérdidas de orina en el día o alguna otra enfermedad que pueda influir en la evolución como ser: estreñimiento, déficit de atención en el niño, etc.

Para confirmar el tipo de enuresis y descartar otros problemas neurourológicos es conveniente realizar:

- examen abdominal y de todo el cuerpo del niño/adolescente.
- examen de genitales descartando malformaciones.
- observar la ropa interior (manchada de materia fecal, orina u otras secreciones)

Se puede realizar además del diario miccional un registro de cuándo moviliza el intestino el paciente (para descartar problemas). Los estudios más agresivos como la URODINAMIA se utilizan si no responde al tratamiento o si pensamos que existan otros problemas más importantes de funcionamiento de la vejiga que sean la causa de la enuresis.

Sabemos que **no es ideal empezar el tratamiento antes de los cinco años.**
Existe lo que se llama "sistema de recompensa positiva" cuando el niño realiza determinadas conductas que ayudan a disminuir las pérdidas de orina, como ser: tomar buena cantidad de líquidos en el día, ir al baño a orinar antes de dormir, ayudar tomando los medicamentos o a cambiar la ropa de cama. El origen de la enuresis es muy complejo y por esto puede tener muchos posibles tratamientos. El tratamiento de elección, con mejores resultados, es el uso de una **alarma miccional** (Fig. 34). Se trata de una "alarma de cama" que puede enseñar a contener la orina para así poder controlar sus ganas de orinar o bien despertar al niño mediante aparatos de alarma que suenan cuando "se moja" la cama, dando cuenta de lo que está ocurriendo.
Los medicamentos de elección son los que cumplen la misma función que la hormona antidiurética y el principal utilizado es la Desmopresina; éste medicamento disminuye la producción de orina por la noche. Puede ser usado como inhalador y en comprimidos. Se toma generalmente antes de acostarse, obteniéndose respuestas rápidas. Cuando se deja de utilizar el medicamento suelen volver los síntomas rápidamente.

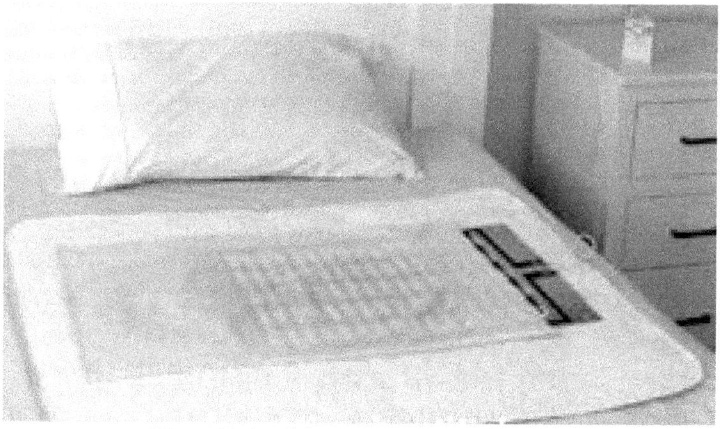

Fig. 34. Alarma miccional.

Otro medicamento que se utiliza es la **Imipramina**, un antidepresivo efectivo, pero con efectos secundarios como sueño menos intenso y un aumento probable de la hormona antidiurética. Es más útil en niños que tienen déficit atencional e hiperactividad asociado a enuresis.

La respuesta a estos medicamentos suele ser buena, aunque el número de recaídas es alto cuando se suspende la medicación, por lo que se aconseja utilizarlos además con otras medidas.

El **control de la cantidad de líquido que toman** los niños que tienen enuresis es muy importante, deben hidratarse bien durante el día y adelantar el horario de la cena, evitando beber agua durante y luego de la misma; deben dejar pasar entre la cena y el sueño un mínimo de 2 horas. Los niños además deben orinar antes de acostarse. Esta medida que parece ser muy sencilla, precisa de la colaboración de la familia y obliga a cambiar costumbres cotidianas, situación que es imprescindible y no siempre es fácil de realizar.

Calendario de éxitos y fracasos claramente visible para el niño y familiares, donde se deben registrar las noches secas (que el paciente no se orina) y las húmedas (el paciente se orina en la cama) de manera que se pretende así aumentar la autoestima tras el éxito de no mojar la cama. Esto pone al niño de forma activa en su tratamiento. Se puede hacer un calendario grande en un lugar bien visible para el niño.

Hay que tratar de **evitar el uso de pañales** en los casos de enuresis ya que con esto se le da al niño una falsa "seguridad" que va en contra del objetivo que es el de "curación".

Tranquilizar al niño y su entorno familiar para evitar la ansiedad, informando que la mayoría de los casos de esta enfermedad desaparece de manera espontánea (sin tratamiento) cuando llegan a la pubertad.

Otros tratamientos que cabe mencionar son: acupuntura, electro estimulación periférica y biofeedback.

Se han realizado múltiples estudios valorando respuestas a tratamientos.

Del estudio de prevalencia de Young con más de 16000 casos con enuresis primaria, la mayoría de los niños pequeños con enuresis leve (menos de 3 noches por semana) tienden a la resolverse sin tratamiento. Aquellos que mojan más de tres noches por semana y los casos que persisten después de los nueve años, difícilmente se resolverán sin tratamiento, por lo que se hacen las siguientes recomendaciones:

a) Los niños que mojan a diario o más de una vez por noche no tienden a la curación espontánea a ninguna edad. Deben ser tratados, no vale la pena esperar.

b) Los niños que mojan 3 a 6 veces por semana y son mayores de 8 años no tienden a la curación espontánea. La mayoría de estos pacientes siguen siendo enuréticos en la edad adulta. Deben ser tratados, no vale la pena esperar.

c) Los niños mayores de nueve años, no importa cuántas veces a la semana mojen la cama, no tienden a la curación espontánea. Deben ser tratados, no vale la pena esperar.

d) Generalmente se curan sin tratamiento la mayoría de los niños que mojan la cama menos de tres noches por semana y son menores de 8-9 años. Igual se debe valorar si al niño le preocupa, quiere una solución o si la familia tolera mal la esta pérdida de orina y así poder iniciar el tratamiento y no demorarlo en estos casos.

Un estudio con niños de 5-15 años ha mostrado que la enuresis se asocia a un apego a la madre menos seguro, menor autoestima del niño y más problemas emocionales, hiperactividad, alteraciones de la conducta y problemas con los compañeros que los controles, algo que podría evitarse tal vez con un tratamiento adecuado y temprano de la enuresis.

Lo primero que hay que hacer al empezar el tratamiento es explicar el problema al niño.

Disminuir los líquidos a última hora de la tarde, evitar bebidas que aumenten la cantidad de orina (ej. bebidas cola) e ir al baño antes de acostarse son conductas que ayudan y no son tan difíciles de realizar. Además de esto, la alarma miccional y el tratamiento con medicamentos (Desmopresina) pueden irse incorporando al tratamiento. Actualmente no se recomiendan otros medicamentos como primera elección.

La terapia motivacional con calendarios de noches secas y noches mojadas mediante dibujos, soles o nubes, será de gran ayuda a saber bien el número de noches mojadas y a valorar si existe mejoría con los tratamientos que vamos haciendo.

Levantar al niño por la noche para orinar, incluso estando dormido es una medida que sirve para que no moje la cama, pero no para curar la enuresis. Dado que **el estreñimiento (no poder movilizar el intestino con frecuencia) puede interferir con el tratamiento, se recomienda estudiarlo y tratarlo.**

Es importante valorar con la familia y el niño qué es lo que se quiere lograr con el tratamiento. Generalmente se busca llegar a la curación, que significa que el niño no moje la cama por lo menos por seis meses luego de terminar el tratamiento. Aunque lo ideal es que el paciente y la familia logren una curación en el menor tiempo posible, también debemos saber que no siempre se puede lograr en poco tiempo y debe mantenerse un tratamiento más largo.

Cuando el objetivo es la curación, el tratamiento más eficaz y de elección es la alarma miccional. Sin embargo, la respuesta a este tratamiento suele ser lenta (aproximadamente 3-4 meses) y exige esfuerzo e implicación del niño y la familia. Su eficacia es mayor cuando el número de noches mojadas es más alto. No se recomienda la alarma en casos en los que no hay ayuda y colaboración de los padres o el niño, en situaciones estresantes del niño o la familia, ni ante el trastorno de déficit de atención-hiperactividad u otros problemas psiquiátricos, por ser factores de que no ayudan para el éxito del tratamiento.

Cuando no se puede utilizar la alarma, la Desmopresina es una opción terapéutica. Aunque es efectiva para disminuir el número de noches mojadas mientras se toma, al suspenderla de forma brusca la recaída es lo habitual (vuelven síntomas nuevamente). Se vio que si se va retirando el medicamento de a poco (alternando noches que sí reciben medicación y noches que no la reciben) contribuye a mantener el éxito del tratamiento. La Desmopresina es un medicamento seguro utilizado a corto y largo plazo. El efecto adverso más temido, que puede y debe evitarse disminuyendo la cantidad de líquidos, es la intoxicación acuosa. Si se administra de forma continua se recomienda cortar el tratamiento y evaluar si se debe seguir utilizando cada tres meses.

INFORMACIÓN ADICIONAL.

1. Guía de práctica clínica: Enuresis nocturna primaria monosintomática en Atención Primaria. Úbeda Sansano M., Martínez García R., Díez Domingo J. Rev Ped At Prim. 2005; 7:61-3.
2. DSM-IV: Manual diagnóstico y estadístico de los trastornos mentales (1994). American Psychiatric Association. Valdés Miyar M, (ed.). Barcelona: Masson; 2001.
3. Propuestas de adaptación terminológica al español de la estandarización del tracto urinario inferior en niños y adolescentes de la ICCS. Martínez-García R., Mínguez Pérez M., Nevéus T., Von Gontard A., Hoebeke P., Hjalmas K., et al. Actas Urol Esp. 2008. 32(4):371-389.
4. Clinical efficacy and safety of desmopressin in the treatment of nocturnal enuresis. Klauber G.T. J Pediatr. 1989; 114(4 Pt 2):719-22.
5. Child psychiatry aspects of enuresis nocturna. Von Gontard A. Wien Med Wochenschr. 1998; 148(22):502-5.
6. Prevalence of enuresis in 4-to-16-year-old children: An epidemiological study. Verhulst F.C., van der Lee J.H., Akkerhuis G.W., Sanders-Woudstra J.A., Donkhorst I.D. Ned Tijdschr Geneeskd. 1985; 129(49):2260-3.
7. Nocturnal enuresis: a survey of parental coping strategies at 7 ½ years. Butler R.J., Golding J., Heron J. Child Care Health Dev. 2005; 31(6):659-67.
8. Prevalencia de la enuresis nocturna en la Comunidad Valenciana. Sección infantil del estudio nacional de incontinencia. Estudio EPICC. Ramírez-Backhaus M, Martínez Agulló E, Arlándis Guzmán S, Gómez Pérez L, Delgado Oliva F, Martínez Garcia R, et al. Actas Urol Esp. 2009; 33:1011-8.
9. Intervenciones con alarmas para la enuresis nocturna en niños (Revisión Cochrane traducida). Glazener CMA, Evans JHC, Peto RE. En: La Biblioteca Cochrane Plus, 2008 Número 4. Oxford: Update Software Ltd. Disponible en: http://www.update-software.com. Traducida de The Cochrane Library,

2008 Issue 3. Chichester, UK: John Wiley & Sons, Ltd.

10. Desmopresina para la enuresis nocturna en niños (Revisión Cochrane traducida). Glazener CMA, Evans JHC. En: La Biblioteca Cochrane Plus, 2008 Número 4. Oxford: Update Software Ltd. Disponible en: http://www.update-software.com. Traducida de The Cochrane Library, 2008 Issue 3. Chichester, UK: John Wiley & Sons, Ltd.

FÍSTULAS URINARIAS.

Dres. Hugo Badía, Viviana Dieppa, Edward Eguiluz y Jorge Clavijo.

El término fistula indica una comunicación anormal entre dos órganos. La frecuencia de las fistulas urinarias está en descenso debido a los avances en el tratamiento médico y al mejoramiento de la atención en salud.

Fístulas uro-genitales.

Se trata de una comunicación entre el aparato urinario y genital.

1. Fístulas vesico-vaginales. (Fig. 35).

Representan las fistulas urogenitales más frecuentes, existiendo una comunicación entre la vejiga y la vagina que en condiciones normales no se encuentra. En los países en vías de desarrollo, los partos traumáticos y cesáreas y roturas uterinas son las causas más frecuentes. La cirugía uterina previa, la endometriosis y la radioterapia pélvica son factores predisponentes. Las anomalías congénitas, infecciones, cuerpos extraños y tumores pélvicos localmente avanzados son responsables de la mayoría de las fistulas no quirúrgicas. Pueden darse aisladas, pero en 12%, puede haber asociación fistulosa y/o involucrar otros órganos: fistulas combinadas urinarias-genitales-intestinales. Todos estos elementos, le dan un matiz de complejidad terapéutica, que deberán ser tenidos en cuenta, en el momento del planteo de la cirugía reparadora y, en el momento preciso de su tratamiento.

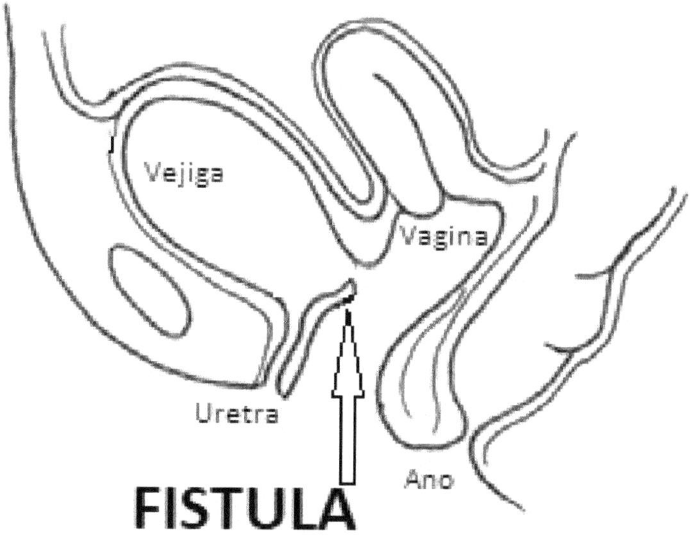

Fig. 35. Fístula vesico-vaginal.

La paciente puede presentar emisión continua de orina por la vagina entre la primera y la segunda semanas del posoperatorio de una cirugía pélvica. Pueden presentar dolor abdominal, enlentecimiento del tránsito digestivo, dolor al orinar, necesidad de orinar muy seguido, sangrando en la orina. La incontinencia, generalmente total y continua, es el signo clásico de este tipo de problemas.
Las fistulas producidas por la radioterapia pueden desarrollarse en meses o años, y deben ser consideradas como una recaída de la enfermedad hasta que la biopsia demuestre lo contrario.
La exploración pelviana y los estudios deben confirmar que la secreción acuosa de la vagina es orina. Se realizarán una serie de estudios para llegar al correcto diagnóstico y así poder

planificar el mejor tratamiento, que en general incluyen una cistoscopia y pruebas cromáticas y una Resonancia Magnética o Tomografía.
En algunos casos la resolución se podrá realizar en forma precoz una vez realizado el diagnóstico, y en otros casos habrá que diferir unos meses dicho tratamiento. La forma de reparación, y la vía por la cual se realice dependerá de cada caso. La elección del abordaje quirúrgico depende de la localización de la fístula y las condiciones y el tamaño de la fístula. A menudo, la irrigación sanguínea del tejido cercano al tracto de la fístula es deficiente y podría necesitarse un injerto para ayudar a promover la curación del tracto fistuloso.

2. Fístulas uretro-vaginales.
Se trata de una comunicación anormal entre la uretra y la vagina. Habitualmente se presentan con incontinencia de orina. Mediante el examen físico y una serie de estudios se realiza el diagnóstico adecuado y la planificación del tratamiento. La reparación quirúrgica sigue los mismos principios generales que en el caso de las fistulas vesico-vaginales.

3. Fístulas útero-vesicales.
La comunicación adquirida entre el útero y la vejiga es poco frecuente y habitualmente asociada con complicaciones del parto. Representa el 3% de las fistulas urogenitales y en más de la mitad de los casos se produce luego de una cesárea, aunque también pueden

producirse luego de trabajos de parto prolongados, asociados o no al uso de fórceps, a roturas uterinas y a cuerpos extraños (DIU).

4. Fístulas uretero-vaginales.

La relación del uréter pelviano (conducto que lleva la orina desde el riñón hacia la vejiga) y el aparato genital femenino permite que el uréter bajo sea lesionado durante procedimientos quirúrgicos complejos. La fistula uretero-vaginal produce incontinencia total y continua de orina. La cirugía ginecológica es responsable de la mayor parte de estos problemas. Independientemente del mecanismo de la lesión, se produce un orificio en la pared del uréter con pasaje de orina, formándose una colección o abriéndose camino hacia la vagina, abdomen, útero, intestino o piel. Los síntomas pueden ser dolor tipo cólico renal, náuseas, vómitos, distensión abdominal, enlentecimiento del tránsito intestinal, fiebre y deterioro del estado general. Mediante examen físico y estudios clínicos se realiza el diagnóstico y se planifica el tratamiento adecuado que puede consistir en la colocación de un catéter por dentro del aparato urinario, hasta la cirugía convencional, dependiendo de cada caso.

Fístulas uro-cutáneas.

La comunicación entre riñón y piel es fundamentalmente adquirida, resultado de procedimientos quirúrgicos o percutáneos (a través de la piel), aunque también tiene su origen en la patología renal preexistente con obstrucción por cálculos o infección. Las fistulas vesico-cutáneas son más frecuentes en los hombres, generalmente consecuencia de la colocación de una sonda, para drenaje de la vejiga, por tiempo prolongado, o de otro procedimiento quirúrgico. Los síntomas comprenden el drenaje de orina a través de un defecto en la piel que puede ser intermitente. Las fistulas uretro-cutáneas pueden drenar a través de la piel del pene o del periné, y su evolución dependerá de la existencia o no de estenosis uretrales asociadas. Los defectos asociados con estenosis inflamatorias se desarrollan habitualmente en múltiples trayectos por la presencia de presiones miccionales elevadas y de orina infectada.

INTERVENCIONES DE APOYO Y MITIGACION.

Lic. Enf. Fabiana Gutiérrez y Ana Fernández.

Cuando no podemos ofrecer la solución del problema de incontinencia existen tratamientos alternativos que es necesario conocer, con el fin de que se adapten a las necesidades de cada paciente y les permita desarrollar sus actividades lo más normalmente posible. Esto permite la integración social de los pacientes y evitar los problemas higiénicos que la incontinencia conlleva.

Los dispositivos utilizados para la incontinencia son: sondas vesicales, colectores y dispositivos oclusores externos de pene, bolsas colectoras y absorbentes:

- **Sondas vesicales permanentes**: indicadas en la incontinencia como último recurso y también en forma **transitoria** durante el tratamiento de dermatitis, escaras o úlceras causadas por el contacto con la orina. Mediante la técnica de cateterismo vesical, se coloca una sonda en la vejiga a través de la uretra, la cual consiste en la introducción de un tubo de látex o polietileno la cual se fija a través de un globo lleno de agua, cuya función es drenar o recolectar orina. Pueden ser uretrales o supra-púbicas (mejor toleradas). Fig. 36. A menos que exista una contraindicación formal (disreflexia autonómica, sepsis, demencia), las sondas se deben usar **cerradas con válvula**, espita o canuto. Esto permite el llenado vesical y la micción cuando sea conveniente (al abrir la válvula) y tiene la trascendente función de evitar una vejiga desfuncionalizada, chica y atrófica que produce complicaciones serias.

Cuidados de sondas vesicales uretrales:

La sonda vesical permanente puede utilizarse tanto por periodos cortos como más largos.

- Lavado de manos siempre antes y después de manipular la sonda
- Realizar higiene y secado de los genitales
- El cambio de bolsa (o desinfección) se realizará cada 4 o 5 días
- No se debe desconectar la bolsa ni para el vaciado ni para la higiene
- Mantener la bolsa por debajo del nivel de la cintura, para evitar el reflujo de orina hacia la vejiga
- Evitar tirar de la Sonda
- Cambiar la colocación de la bolsa para evitar que la sonda este en contacto con la misma zona previniendo la formación de lesiones en la piel.
- Evitar el roce de la bolsa en el suelo; algunas bolsas pueden amarrarse en la pierna.
- Evitar acodamientos en el recorrido del tubo
- Ingerir bastante líquido para prevenir infecciones
- Cambiar la sonda en el tiempo que determine el médico tratante. Usualmente cambiar la sonda en un tiempo no mayor a un mes y cuando es siliconada dura aproximadamente tres meses.

Signos de alerta:

- Fiebre
- Perdida de Orina peri-sonda

- Cambios en la Orina en olor, color y cantidad
- Presencia de sangre, coágulos o sedimento
- Dolor abdominal o lumbar

Cuidados de sondas supra púbicas (cistostomía):

El drenaje vesical supra púbico consiste en la colocación de un catéter intravesical por una vía de acceso percutánea en la región supra púbica en todos aquellos casos en los que no esté indicado o no es posible el sondaje uretral.

Cuidados:

- Lavado de manos antes y después de realizar el procedimiento.
- Colocarse guantes descartables
- Curación diaria del orificio de entrada del catéter con un antiséptico y cubrir con curación limpia.
- Lavar el catéter con agua y jabón y secar con toalla higiénica
- Situar la bolsa colectora por debajo del nivel de la vejiga
- Revisar circuitos para evitar posibles fugas de orina
- Vigilar torsión, pinzamiento y desconexión del sistema colector externo
- En la zona alrededor del catéter vigilar el aspecto de la piel, detectar posibles lesiones (ulceras).
- Vaciar la bolsa frecuentemente evitando el llenado de la misma.
- La bolsa posee una válvula que debe ser abierta para que la orina salga y debe quedar bien cerrada evitado así el derrame de orina

- Ingerir bastante líquido para prevenir infecciones

Signos de alerta:

- Fiebre
- Escasa orina cuando se está tomando abundante liquido
- Incisión hinchada o sangrado
- Perdida de orina alrededor del catéter
- Orina con mal olor o turbia
- Sedimentos o cálculos en la orina
- Sangre roja brillante
- Es normal ver orina con leve tinte rosa después de alguno de estos procedimientos.

- **Colectores de orina**: son parecidos a los preservativos, terminando en un tubo para la conexión con las bolsas colectoras de orina. Fig. 37. Nunca se debe colocar colectores que compriman el pene, ya que podrán causar lesiones irreparables, particularmente en pacientes con alteraciones de la sensibilidad.

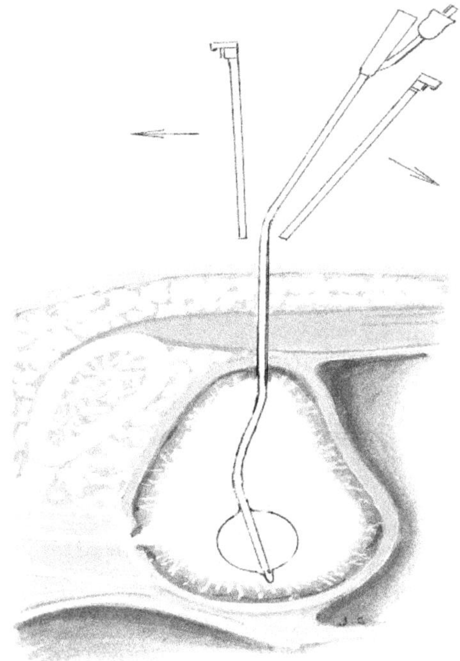

Fig. 36. Cistostomía supra púbica.

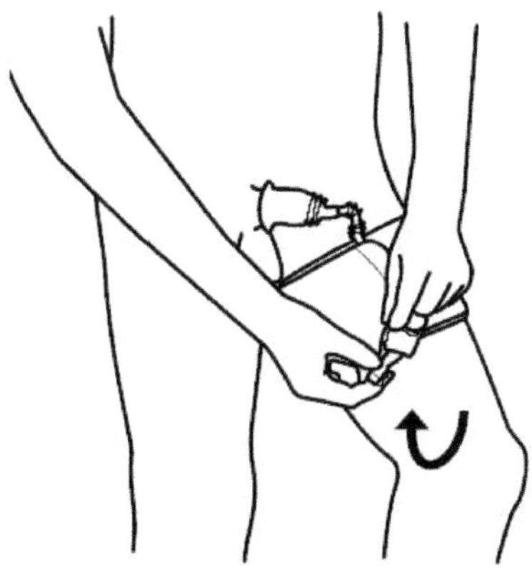

Fig. 37. Colector externo.

Cuidados de sonda condón o colectores de orina:

Se utilizan generalmente en hombres con incontinencia urinaria. No se coloca una sonda dentro del pene. En su lugar se usa un dispositivo similar a un condón. Es de material sintético hipo-alergénico, adaptables al pene, terminan en un tubo rígido abierto, con sistema anti acodamiento, para la conexión con la bolsa recolectora. Utilizan una tira adhesiva que se sujeta en la base del pene.

Riesgos Asociados a Usos de Colectores de Orina:

- Estrangulamiento del pene
- Fugas por tamaño demasiado grande
- Infección por mantenimiento prolongado del colector (lo recomendable es cámbialo diariamente y hasta 2 días máximo)
- Alergias al material

- **Dispositivos oclusivos** externos: es una cincha que se adapta al pene para prevenir la incontinencia urinaria masculina. Hay modelos con Velcro® o con compresión por resortes. Fig. 38. Están en desuso por su poca efectividad, incomodidad y alta probabilidad de lesiones de piel peneana a mediano y largo plazo.

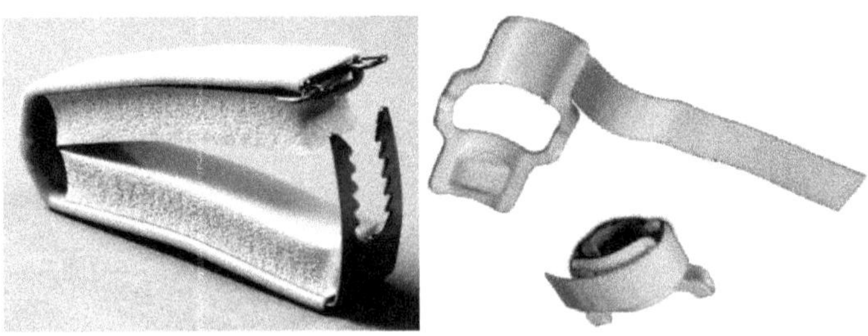

Fig. 38. Pinzas de pene.

- **Bolsas de orina**: son recipientes destinados a almacenar la orina, diseñados todos de forma parecida y tienden a poder ser disimulados. Estas bolsas se conectan al colector o a la sonda vesical. Según el momento del día y el uso que se les va a dar, se diferencian en bolsas de pierna y bolsas de cama.

- **Absorbentes**: son los tratamientos paliativos más usados en la incontinencia urinaria. Son dispositivos de un solo uso que se ajustan al cuerpo para absorber y retener la orina en su interior, con la finalidad de mantener la piel seca y sin humedad. Todas las personas con incontinencia pueden utilizar absorbentes, ya que son sistemas no invasivos y fáciles de utilizar. Dependiendo de su diseño y propiedades de absorción, pueden ser utilizados desde casos de incontinencia leve hasta incontinencia muy grave. Existe una gran variedad de tipos de absorbentes que se adaptan a cada persona en función de sus necesidades. La elección del absorbente está condicionada por las necesidades personales del paciente, el volumen de orina emitido y la emisión diurna o nocturna. Fig. 39. Los absorbentes de incontinencia se componen de las siguientes capas:
- Superficie filtrante: es la capa en contacto con la piel. Está compuesta de material filtrante hidrófilo que permite que la orina pase rápidamente al interior del absorbente, ayudando a mantener la piel seca.

- Núcleo de absorción: el núcleo está compuesto por celulosa y un material absorbente con gran capacidad de absorción. El líquido es retenido dentro de las partículas del absorbente y se solidifica, convirtiéndose en una sustancia gelatinosa. De esta forma, impide que la humedad salga de nuevo hacia la piel.
- Zona exterior impermeable con o sin indicador de humedad: es la capa externa, y su finalidad es evitar que la humedad traspase hacia la ropa. Debajo de esta capa impermeable se encuentra el indicador de humedad, consistente en un conjunto de líneas que cambian de color al entrar en contacto con la orina. De esta forma, se sabe cuándo es necesario cambiar el absorbente.

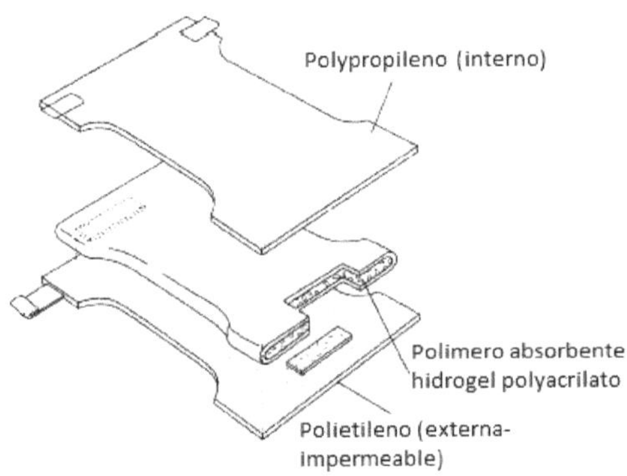

Fig. 39. Capas de productos absorbentes.

Son productos sanitarios de un solo uso, que se ajustan al cuerpo para absorber y retener la orina en su interior. Los más utilizados son: pañales para adultos, ropa interior con cobertura de plástico, toallas sanitarias o protectores diarios que se adhieren a la ropa interior. La finalidad es que el paciente este seco y cómodo y están diseñados para reducir el olor de la orina. La irritación de la piel puede ser un problema recurrente si dichos productos absorbentes están sucios o mojados.

Riesgos del uso de absorbentes:

- Irritación de la piel alrededor de la ingle
- Aumento del riesgo de infecciones urinarias.

INFORMACIÓN ADICIONAL.

1. Incontinencia urinaria: Conceptos útiles para Atención Primaria. Martínez Agulló E, Albert Torne R, Bernabé Corral B. Madrid: Indas; 1998.
2. Incontinencia urinaria. Incontinencia urinaria en las personas mayores. Ruiz Cerda JL, Martínez Agulló E, Burgués Gasión JP, Arlandis Guzmán S, Jiménez Cruz JF. Doyma Newsletter; 2002; 5: 1-12.
3. Incontinencia Urinaria. Fernandez-Gomez W, Pereyra-Flores W, Costabel G, Clavijo J, Nallem J, Montero D. Cuad. Urol. Urug. p 1-5, 1993.
4. Tratamiento de la incontinencia post prostatectomía con estimulación eléctrica perineal. Martínez L, Lorenzo L, Malfatto G, Clavijo J, Decia R, Machado M. 1er Congreso de Urología del MERCOSUR. Punta Del Este. Uruguay. 2001.
5. Outcomes of Suprapubic Urethral Sphincter Injection Treatment (SUSIT) for Stress Incontinence in Women. Rajbabu K, Clavijo Eisele J, Lawrence W. Congress of the European Society for Urological Research. Athens. 2004.
6. Giggle incontinence: micción patológica durante la risa. Fernández, W., Clavijo, J. Lab. de Neuro-urología. Depto. de Urología. Hosp. de Clínicas. Montevideo. I Congreso Ibero-Americano de Neuro-urología y Uro-ginecología. Punta Del Este. Uruguay. 1989.
7. Minimally invasive polypropylene mesh sling for stress incontinence. Clavijo-Eisele J, García L. J. Endourol. Vol. 15 (Supl 1), V6-P1, 2001.
8. Reporte de Beca de la Confederación Americana de Urología. Incontinencia urinaria y Urología femenina. Clavijo-Eisele J. Dep. of Urology. UCLA Medical Center. Los Angeles. US. 1997.
9. Fístulas génito-urinarias. Lesiones ureterales. Galmés I, Zapardiel I, Bajo JM. En: Fundamentos de Ginecología (SEGO). pp 219-245.
10. Fístulas urinarias. Puesta al día. Allona Almagro A, Sanz Migueláñez JL, Pérez Sanz P, Pozo Mengual B, Navío Niño S. Actas Urol Esp. 2002 Nov-Dec; 26(10): 776-95.

11. Male perineal sling with autologous aponeurosis and bone fixation - description of a technical modification. Rios LA, Tonin RT, Panhoca R, De Souza OE, Filho LL, Mattos D Jr. Int Braz J Urol. 2003 Nov-Dec; 29(6): 524-7.
12. Fístulas vesicales. Guzmán J.M. En: Urología en Esquemas. Libreros López Editores. 1990 pag. 330.
13. Fístulas vesicovaginales. Palma. P, Dávila.H Uroginecología 2006; 198:205.
14. Transvaginal repair of vesicovaginal fistula using a peritoneal flap Raz, S. y colab. J. Urol. 1993; 150:56

Capítulo 5. Pacientes con Vejiga Neurogénica.

La causa más frecuente de muerte en los pacientes lesionados medulares era hasta hace muy poco las complicaciones secundarias a la disfunción neuropática del aparato urinario bajo. Las mismas llevan a infecciones urinarias, litiasis, elevadas presiones en el sistema urinario y finalmente insuficiencia renal terminal.

ENFERMEDADES NEUROLOGICAS Y LESIONADOS MEDULARES.

Lic. Enf. Ana Laura Pérez y
Dr. Jorge Clavijo.

Las lesiones en el sistema nervioso pueden producir daño permanente como en casos de accidente cerebrovascular y lesiones de medula espinal, o pueden irse generando con el paso del tiempo como sucede en casos de demencia, esclerosis múltiple y Parkinson.

Las lesiones en el cerebro hacen que se interrumpan algunas conexiones del sistema nervioso y que se pierda la capacidad de controlar el acto de orinar, es decir que aunque la persona se dé cuenta que tiene deseos de orinar y quiera evitarlo no podrá.

Las lesiones en la medula espinal van a ocasionar distintos problemas para orinar, según en el lugar donde se hayan producido y si son lesiones totales o parciales. Se verá afectada la coordinación entre la vejiga y el cierre del orificio por donde orinamos (uretra). La vejiga puede comportarse de forma automática, es decir que en cuanto se llena se vacía sin que la persona se dé cuenta. También puede ocurrir que la vejiga comience su vaciado pero el orificio no se abra para que la orina salga, ocasionando dificultades para orinar.

Debido a la afección neurológica muchas personas tendrán una combinación de problemas urinarios, intestinales y sexuales, por lo que estos problemas deben tratarse en conjunto.

Dado que la causa está dada por lesiones en el sistema nervioso, en general los tratamientos no recuperaran la función urinaria normal. Pero están enfocados a reducir otros problemas secundarios que pueden ocasionarse como las infecciones urinarias y la falla de los riñones, que se deben al vaciamiento incompleto de la vejiga y al aumento de presión que se genera dentro del aparato urinario. Estas complicaciones pueden ser graves y ocasionar la muerte.

Los principales objetivos de los tratamientos están dirigidos a la conservación de la función de los riñones, evitar las infecciones urinarias, y a contribuir en la calidad de vida.

Cuando no puede lograrse una continencia completa pueden utilizarse métodos para conseguir un control de la incontinencia, es decir lograr que la persona no esté continuamente orinada, ya que esto afecta social y psicológicamente, y genera problemas en la piel, sobre todo teniendo en cuenta que algunas personas asocian dificultades en la movilidad por la lesión neurológica.

La persona afectada y su familia deberán lidiar con algunos procedimientos y uso de dispositivos, que pueden repercutir en el gasto económico y en el desgaste del cuidador, pero que a largo plazo tendrán mejores resultados que si no se emplearan. Es fundamental la educación y el entrenamiento del paciente y su cuidador principal, en este aspecto juega un rol fundamental la atención de un equipo de profesionales especializados en el tema, desde personal médico y de enfermería hasta fisioterapeuta, psicología y servicio social.

Evaluación.

Es necesario un examen físico completo, con especial atención en el área neurológica y urológica (es decir del aparato urinario). También es necesario que se evalúe la calidad de vida a través de cuestionarios específicos para eso, esto debe hacerse antes y después de cualquier tratamiento para evaluar resultados.

Debe realizarse seguimiento de las personas que tengan alto riesgo de presentar falla en la función de los riñones, a través de exámenes de sangre, ecografía y urodinamia. La ecografía es un estudio que muestra a través de imágenes como se encuentra el aparato urinario, y es recomendable una vez al año. La urodinamia es un estudio que mide como está la presión en la vejiga durante el llenado y el vaciado, y es recomendable al menos cada dos años.

Tratamiento.

Para la elección del tratamiento debe tenerse en cuenta la condición física y mental de la persona, de esto dependerá la posibilidad de su participación activa, lo cual, de ser posible debe promoverse en todo momento. En personas con presiones altas durante el llenado o el vaciado de la vejiga, el tratamiento tiene como finalidad convertir a una vejiga de alta presión en un reservorio de baja presión, a pesar del residuo de orina que le pueda quedar dentro, que podrá ser evacuada a través de la introducción de una sonda en forma transitoria y solo para vaciar la vejiga (3 a 6 veces por día, cateterismo intermitente).

Tratamiento conservador.

Vaciamiento asistido de la vejiga.

No se deben realizar maniobras de esfuerzo o compresión abdominal, es decir apretar el abdomen para lograr orinar, conocidas como maniobras de Valsalva y Credé, dado que pueden elevar las presiones de la vejiga y el aparato urinario levando a la insuficiencia renal.

Las técnicas de modificación del comportamiento se utilizan para mejorar la continencia y consisten en programar los horarios para orinar, estimulando el entrenamiento de la vejiga, se recomienda que la persona intente orinar cada tres horas durante el día y una en la noche.

Medicación.

No existe una única medicación para tratar la vejiga neurogénica, actualmente una combinación adecuada y acorde al caso de cada persona es el modo de obtener mejores resultados. Los llamados anticolinérgicos son los medicamentos más utilizados para tratar la actividad aumentada de contracciones de la vejiga. No se recomienda el uso de medicación para tratar la falta de contracción de la vejiga, ni las dificultades en el cierre del orificio urinario. Es importante que el médico tratante conozca antecedentes personales como glaucoma de ángulo agudo y miastenia gravis, por los efectos adversos que pueden desencadenarse asociados a la medicación.

Dispositivos externos.

Como último recurso para evitar que la persona esté mojada, se puede optar por recolectar la orina durante la incontinencia. Esto puede lograrse a través del uso de colectores de tipo preservativo que constituyen un método practico para los hombres, en el que se debe mantener una higiene de genitales adecuada y realizar cambios a diario. También pueden utilizarse productos absorbentes como una solución viable, existen muchas opciones y variantes en el mercado, es fundamental que se cambien cada vez que la persona esté orinada, mantener la piel seca e higiénica y asociar el uso de barreras cutáneas. Las pinzas de pene están contraindicadas dado que pueden producir presiones elevadas de la vejiga y lesiones de piel, sobre todo en pacientes con sensibilidad disminuida.

El uso de dispositivos externos solamente brinda una solución social manteniendo a la persona seca, pero continúa el riesgo de infección urinaria y aumento de la presión de la vejiga, que pueden derivar en falla de los riñones.

Cateterismo intermitente.

Es considerada la mejor opción siempre que el caso lo permita. Logrará mantener a la persona seca, brindará independencia, reducirá las infecciones urinarias y mantendrá la función de los riñones a salvo. Consiste en la introducción de una sonda (que es un tubo cilíndrico, hueco y flexible) a través del orificio por donde orinamos hasta llegar a la vejiga, con la finalidad de evacuar la orina que queda acumulada. Este procedimiento se hará varias veces al día y puede ser realizado por el propio paciente si sus capacidades físicas y mentales lo permiten, o por su cuidador principal. Para esto es fundamental contar con personal de enfermería especializado en el tema para su entrenamiento y posterior control. Aunque pueda parecer difícil al principio, la mayoría encuentra sencillo aprender a cateterizarse. Con práctica, vaciar la vejiga puede sólo llevar algunos minutos. Su enfermera le ayudará a encontrar la técnica adecuada para usted y responderá sus preguntas a medida que aprenda.

Para realizarlo correctamente es fundamental: la higiene de manos antes y después del procedimiento, la higiene de la zona íntima, la correcta visualización del orificio urinario donde introducirá la sonda, la lubricación de la sonda para evitar dolor y/o lesiones (tener especial cuidado en lesionado medular ya que no siente si se está lastimando).

El cateterismo, es decir la introducción de la sonda, se puede realizar acostado, sentado, en el baño, en el hogar, en el trabajo, etc. La cantidad de cateterismos diarios será indicada en la consulta, según el caso de cada persona. La sonda debe encontrarse en condiciones óptimas para la realización del procedimiento. Luego de cada maniobra se debe lavar con agua y jabón, secar y guardar en un recipiente limpio, seco, con tapa y de uso exclusivo. Se podrán reutilizar hasta que se note su desgaste. Se recomienda después de las 18hs, reducir las ingestas de líquidos (sin pasar sed) y alimentos que aporten líquido al organismo (ejemplo: frutas y verduras). Los pasos a seguir se detallan a continuación, mencionando las diferencias entre el hombre y la mujer.

- Lávese las manos con agua y jabón.
- Realice higiene de la zona íntima con agua y jabón, enjuague por arrastre y seque. En mujeres siempre de adelante hacia atrás y separando los labios. En hombres debe retraerse el prepucio.

- Extraiga la sonda del envase y lubrique los primeros cuatro centímetros en las mujeres, y los primeros diez centímetros en los hombres.
- Coloque el otro extremo de la sonda en un recipiente de recolección de orina o sobre el WC. Ejemplo: jarra de plástico graduada.
- En mujeres separe los labios mayores y utilizando un espejo visualice el orificio urinario, luego introduzca lentamente con la otra mano la sonda en dicho orificio hasta que comience a salir orina. En hombres sostenga el pene en forma vertical e introduzca lentamente la sonda en el orificio urinario y siga introduciendo la sonda hasta que comience a salir orina. Fig. 40.
- Sostenga la sonda hasta que se haya vaciado la vejiga, luego retire lentamente y deténgase si comienza a salir orina nuevamente, al finalizar extraiga la sonda por completo.
- Lave la sonda por arrastre con agua y jabón neutro, enjuague y secuela.
- Guarde en un recipiente limpio, seco y cerrado herméticamente exclusivo para este fin.
- Lávese las manos al finalizar.
- Observe las características de la orina y registre la cantidad evacuada en su diario miccional (es una planilla de control que se le entregará para saber si lo está haciendo correctamente y cuantos cateterismos diarios necesita realizar).

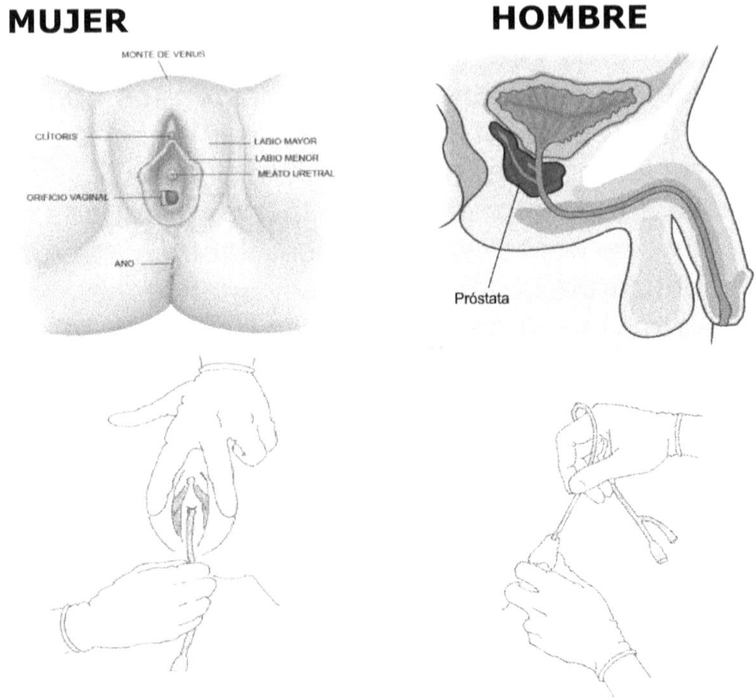

Fig.40. Sondaje (cateterismo) vesical[12].

Debe consultar en caso de que: tenga problemas para introducir la sonda, sienta dolor lumbar, malestar o fiebre, salga orina con sangre, o presente lesiones en el orificio urinario.

Cateterismo permanente.

Se trata de la introducción de una sonda a través del orificio por donde orinamos hasta la vejiga que permitirá la evacuación de la orina hacia el exterior, quedará siempre colocada y se cambiará periódicamente. Otra opción

[12] Modificado de: Lagos E. Protocolo de Enfermería. Sondaje Vesical. Hospital General Ciudad Real.

mejor, es el catéter supra púbico o cistostomía, que consiste en una sonda introducida por el medico mediante punción de la vejiga desde afuera (por debajo del ombligo), donde luego se forma un trayecto por donde se cambiará la sonda cada vez que sea necesario. La colocación se hace con anestesia local o general dependiendo de la situación del paciente.

El sondaje permanente solo debe emplearse excepcionalmente dado el riego de complicaciones que presenta, sobre todo asociado a las infecciones urinarias, por lo que su cuidado y control deben ser estrictos. Se recomienda el uso de sondas siliconadas ya que este material presenta menor adhesión de bacterias, y pueden permanecer colocadas más tiempo, hasta 3 meses. Las sondas de látex deben ser remplazadas más frecuentemente, en muchas personas producen alergia y son más propensas a la adhesión de gérmenes. Es fundamental que la persona sea orientada por personal de enfermería especializado, los cuidados estarán orientados al mantenimiento del dispositivo en adecuadas condiciones, la prevención de complicaciones y fomentar el autocuidado y la independencia.

Es importante la adecuada higiene de los genitales en especial contra la sonda, en el baño diario debe lavarse con agua y jabón como si fuera una extensión más del cuerpo. Siempre que sea posible, usar la sonda con una espita o canuto para evitar la atrofia vesical. Si tiene bolsa, alternar el lado posicional de la sonda, evitar bucles y acodamientos, vaciar la bolsa colectora en forma frecuente (no debe sobrepasar un tercio de la misma) y cambiarla cada vez que se note su deterioro o en forma semanal, evitar desconexiones entre la sonda y la bolsa colectora, estimular la ingesta de agua a dos litros diarios en caso de no existir contraindicaciones por otras afecciones, controlar la salida de orina para detectar posibles obstrucciones.

Realizar consulta médica en caso de fiebre, dolor lumbar, presencia de sangrado en la orina, o ausencia de evacuación de orina a través de la sonda.

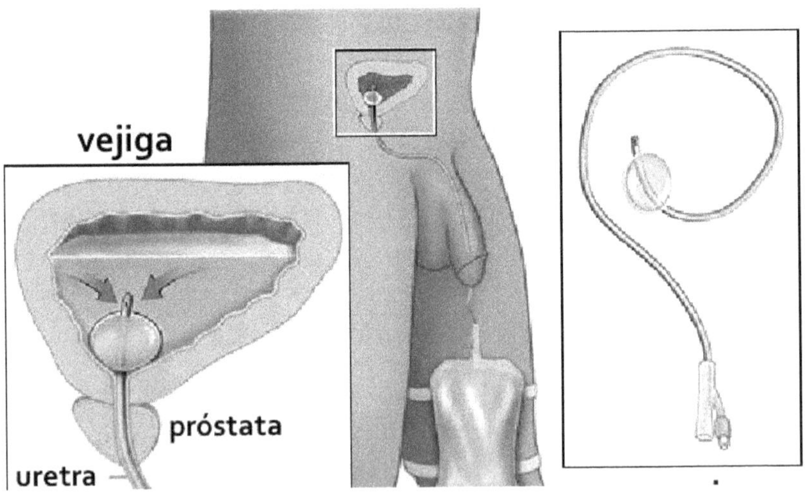

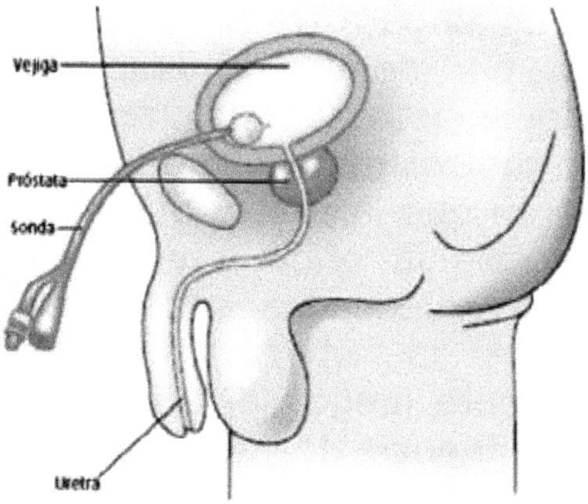

Fig. 41. Sonda permanente[13] y Cistostomía suprapúbica[14].

Tratamiento endoscópico.

Inyecciones intravesicales de toxina botulínica.

Las inyecciones de toxina botulínica se aplican en el musculo de la vejiga, es el tratamiento mínimamente invasivo más eficaz en casos de vejigas que se contraen demasiado. Tiene un costo económico y su duración es de 6 a 12 meses. Esta técnica generalmente se asocia con el uso de cateterismo intermitente. (Ver capítulo de incontinencia por urgencia).

Tratamiento quirúrgico.

Intervenciones uretrales y en el cuello de la vejiga.

[13] Modificado de: https://sites.google.com/site/residenciasenfermeria/sondaje-vesical.
[14] Modificado de: Recomendaciones para el cuidado de sonda suprapúbica. Hospital Quirónsalud Toledo.

Las cirugías para tratar la falla en el cierre del orificio por donde orinamos solo son útiles cuando la actividad del musculo de la vejiga está controlada o puede controlarse, y requieren que la uretra que es el conducto por donde sale la orina y el cuello de la vejiga estén en adecuadas condiciones. La mayoría requieren la utilización de cateterismo intermitente luego de la cirugía. (Ver capítulo de incontinencia de esfuerzo).

Intervenciones vesicales.

La cistoplastia de ampliación constituye una opción válida para reducir la presión y aumentar la capacidad de la vejiga, siempre que hayan fracasado otros tratamientos. Consiste en el aumento de la superficie de la vejiga mediante sección del musculo vesical o la utilización de un segmento aislado de intestino. Debe evaluarse bien y discutirse con el paciente y su familia, ya que puede presentar múltiples complicaciones y requiere de seguimiento postoperatorio permanente. (Ver capítulo de incontinencia por urgencia).

Derivaciones urinarias.

Cuando ningún otro tratamiento ha tenido éxito o ha sido posible, se puede considerar la derivación urinaria para proteger la funcionalidad de los riñones y mejorar la calidad de vida. Esta técnica quirúrgica no está exenta de complicaciones como puede ser el estrechamiento del conducto que se crea hacia el exterior dificultando el paso de la orina, entre otras.

- Derivación continente:
  Algunos pacientes con destreza manual limitada lo prefieren antes que usar la uretra para realizar el cateterismo intermitente. Por razones estéticas a menudo se emplea el ombligo para ubicar el orificio (Mitrofanoff).

  Esta derivación consiste en alterar la ruta normal de la orina, mediante una porción de intestino que se conecta directamente a los conductos que salen de los riñones, oficiando de reservorio, y se aboca al exterior por la pared del abdomen mediante un orificio. Esta técnica permite la contención de la orina, es decir que solo saldrá mediante la introducción de una sonda para evacuarla. La técnica es la misma que la del cateterismo intermitente limpio difiriendo en que, en vez de introducir la sonda por el orificio a través del que orinamos se hará a través de este orificio en el abdomen.

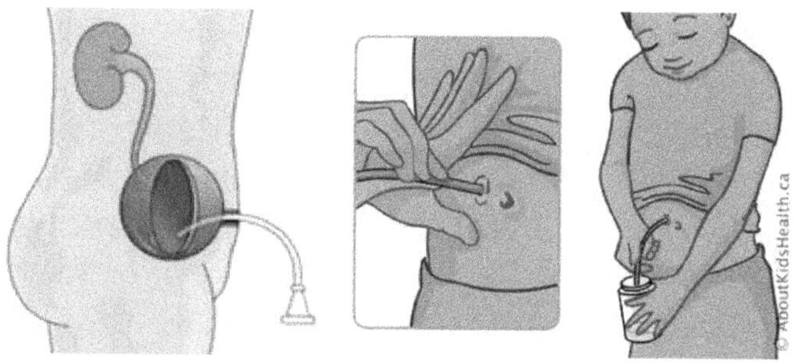

Fig. 42. Vaciado de derivacion continente[15].

- Derivación incontinente:
  Cuando el cateterismo intermitente resulta imposible por alteraciones motrices, visuales, u

[15] Modificado de: https://www.aboutkidshealth.ca.

otros impedimentos es posible realizar una derivación incontinente. Esta puede considerarse en pacientes que estén en silla de ruedas o postrados en cama con incontinencia intratable e incontrolable, en personas con vejiga muy deteriorada, cuando la funcionalidad de los riñones se encuentra en riesgo y en personas que rechazan otros tratamientos. En ocasiones puede requerir la extirpación de la vejiga para evitar complicaciones dadas por su mala función.

Esta derivación consiste en alterar la ruta normal de la orina, mediante una porción de intestino delgado que se conecta a la vejiga o directamente a los conductos que salen de los riñones y se aboca al exterior por la pared del abdomen mediante un orificio que se llama estoma. Es decir que la orina saldrá continuamente sin control por este orificio y será recolectada en una bolsa para luego descartarla.

Los cuidados estarán orientados al mantenimiento del dispositivo en adecuadas condiciones y evitar lesiones de piel. Así como promover la autonomía de la persona en caso de ser posible. Para esto es fundamental el entrenamiento por personal de enfermería especializado en el tema.

Debe valorarse el estado del estoma, que debe mantener coloración que indique que está vital, el color rojo o rosado que presenta se asemeja a la mucosa de la boca. Lo ideal es que sobresalga sobre el nivel de la piel y que no se encuentre hundido en el abdomen ya que esto traerá complicaciones para mantener el dispositivo correctamente pegado y las fugas de orina irritarán la piel. Es necesario controlar que haya salida de orina, en los primeros tiempos es esperado que se observe moco ya que se ha utilizado una porción de intestino para confeccionarlo.

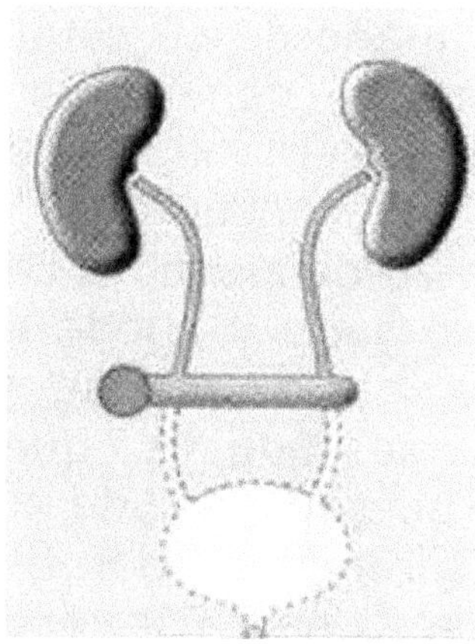

Fig. 43. Esquema de conducto ileal (Bricker)[16].

Previo a cada cambio de aro se realizará higiene de la piel con agua y jabón y posterior secado con toques. El moco del estoma puede ser retirado con un paño suave y húmedo. El material empleado debe ser de uso exclusivo para esta finalidad.

Tener en cuenta que el aro y la bolsa deben ser del mismo tamaño y de la misma marca para que coincidan y cierre adecuadamente (siempre debe corroborarse que la bolsa haya quedado bien adherida al aro). Cada persona tendrá un tamaño de aro de acuerdo a su

[16] De: Urostomía. Guía práctica de autocuidados. 2005. Hospital Universitario Ramón y Cajal.

estoma según la valoración realizada por el personal de enfermería.

El recorte del aro debe ser adecuado al tamaño del estoma cubriendo toda la piel a su alrededor, esto es fundamental para evitar lesiones por el contacto con la orina, cada persona tendrá un molde de acuerdo a la forma y tamaño de su estoma que le facilitará el recorte. En general el aro permanecerá pegado una semana, cada cambio se hará cuando se encuentre en inadecuadas condiciones o despegado. La bolsa colectora se cambiará a diario y puede lavarse con jabón y reutilizarse hasta que se note su desgaste, debe vaciarse cada vez que se llene, pero no esperar a que ocupe toda su capacidad ya que puede desprenderse por el peso, para evitar esto puede conectarse a una extensión que conduce a una bolsa de mayor tamaño que debe permanecer siempre por debajo del nivel de la cadera para favorecer el drenaje por gravedad, y ser vaciado antes de superar el tercio de su capacidad. Es recomendable utilizar ropa suelta para evitar la compresión del estoma, todo el dispositivo puede quedar cubierto por la ropa sin que se note.

Al salir del domicilio es conveniente llevar los materiales para un eventual cambio imprevisto. Tener en cuenta que puede verse afectada la imagen corporal y la persona deberá habituarse a su nueva realidad.

Debe consultar en caso de dificultad para mantener el dispositivo adherido a la piel, cambios en el estoma, irritación de la piel, ausencia de salida de orina, fiebre, dolor lumbar, sangre en la orina.

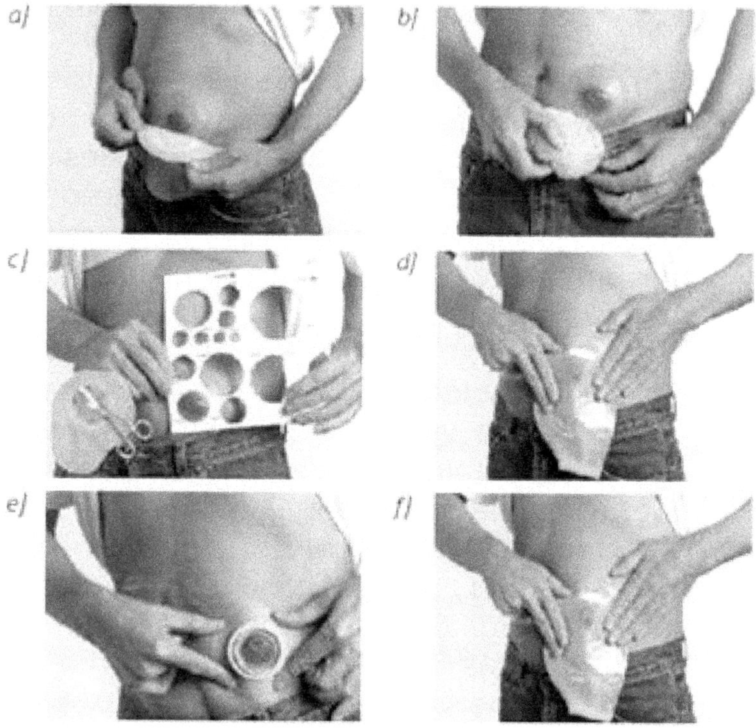

Fig. 44. Cambio de bolsa de urostomía (derivación no continente).

DISREFLEXIA AUTONOMICA.

Lic. Enf. Ana Fernández,
Dres. Tomás Rosenbaum y Jorge Clavijo.

Definición.
La disreflexia autonómica (DA) es una respuesta refleja en pacientes con lesión de la médula espinal (LME). Es una emergencia en pacientes con vejiga neurógena, caracterizada por una elevación súbita de la presión arterial.
Causas.
Un estímulo sensorial (generalmente no percibido debido a la lesión neurológica) por lo general de la vejiga o el intestino, produce en la médula espinal un reflejo con respuesta de liberación de adrenalina. Esto conduce a la hipertensión arterial. El cerebro reacciona mediante la reducción de la frecuencia cardiaca. Fig. 61. La DA se presenta en 48 a 90% de todas las personas que sufren lesiones en T6 y superiores. La DA se produce durante el parto en aproximadamente dos tercios de las mujeres embarazadas con LME por encima del nivel T6.
Diagnóstico.
El diagnóstico es clínico.
Historia clínica: cualquier estímulo por debajo del nivel de la lesión de la médula puede causar un episodio de DA (el dolor y otras sensaciones no son sentidas debajo de ese nivel cuando la lesión es completa).
Factores desencadenantes a buscar:

- Distensión vesical
- Infección del tracto urinario

- Cistoscopía y otros estudios en el aparato urinario
- Urodinamia
- Infección escrotal
- Distensión intestinal y Fecaloma
- Cálculos biliares
- Úlceras gástricas o gastritis
- Hemorroides
- Apendicitis u otra patología abdominal aguda
- Menstruación
- Embarazo (sobre todo trabajo de parto)
- Vaginitis
- Relaciones sexuales
- Eyaculación
- Trombosis venosa profunda en las piernas
- Úlceras de apoyo
- Uña encarnada
- Quemaduras o quemaduras solares
- Picaduras de insectos
- Contacto con objetos duros o afilados
- Variaciones de temperatura
- Ropa, zapatos, o aparatos apretados o ajustados
- Fracturas u otros traumatismos
- Procedimientos quirúrgicos o diagnósticos

Síntomas:
a) Sudoración profusa, especialmente en la cara, el cuello y los hombros.
b) Pilo erección (piel de gallina).
c) Es frecuente el rubor cutáneo, especialmente en la cara, el cuello y los hombros.
d) Visión borrosa y manchas en el campo visual.

e) Congestión nasal.
f) Dolor de cabeza.

Antecedentes personales: episodios previos de DA. Problemas médicos en curso, como los mencionados previamente.
Examen físico: repentino aumento significativo de la presión arterial.
Investigaciones:
Sangre: embarazo, hemograma.
Orina: infección del tracto urinario.
Ecografía: distensión de la vejiga, cálculos biliares, trombosis venosa profunda.
Si se sospechan fracturas u otros traumatismos, organizar las imágenes necesarias.
Si hay información disponible de los estudios urodinámicos previos: presencia de disinergia detrusor-esfínter.

Tratamiento.
Médico.
Sentar al paciente inmediatamente y aflojar cualquier ropa o dispositivos constrictivos. Si el paciente no tiene una sonda vesical permanente, cateterizarlo. Si el paciente tiene una sonda vesical, comprobar el sistema de drenaje a lo largo de toda su longitud por torceduras, acodaduras, constricciones u obstrucciones y para asegurarse de la colocación correcta.
Las medicaciones más comúnmente utilizadas son Nifedipina y nitratos (por ejemplo, nitroglicerina). La Nifedipina debe ser en la forma de liberación inmediata; morder y tragar

es el método preferido de administración del medicamento, no la administración sublingual.
Los pacientes que han experimentado previamente episodios de DA son tratados con antihipertensivos antes de los procedimientos que se sabe causan esta reacción.
El tratamiento quirúrgico puede ser necesario si hay factores desencadenantes que lo requieran para su resolución (abscesos, fracturas).

Complicaciones.
Las complicaciones asociadas con la disreflexia autonómica resultan de la hipertensión grave e incluyen hemorragia retiniana y/o cerebral, infarto de miocardio, y convulsiones.

Resultados.
Una vez que se elimina el estímulo inicial, la hipertensión se resuelve.

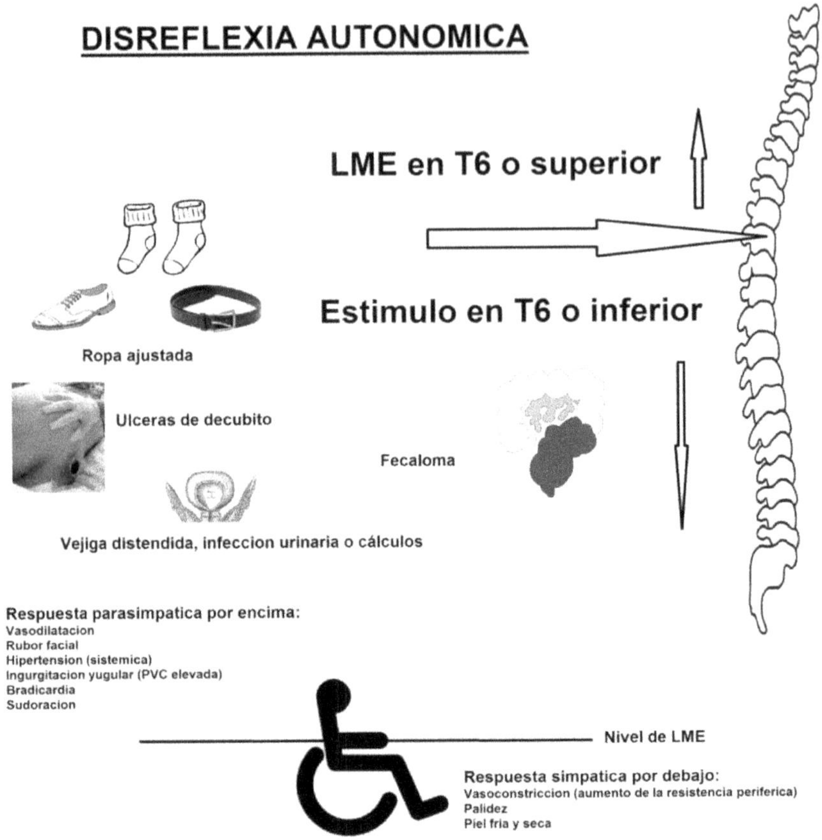

Fig. 45. Mecanismo de la respuesta de disreflexia autonómica.

INFORMACIÓN ADICIONAL.

1. Urinary incontinence in neurological disease: Management of lower urinary tract dysfunction in neurological disease. NICE guideline CG148. www.nice.org.uk/guidance/cg148.
2. Guía clínica sobre la disfunción neurógena de las vías urinarias inferiores. M. Stöhrer, D. Castro-Díaz, E. Chartier-Kastler, G. Del Popolo, G. Kramer, J. Pannek, P. Radziszewski, J-J. Wyndaele. European Association of Urology.

3. Autonomic dysreflexia and its urological implications: a review. Trop CS, Bennett CJ J Urol. 1991 Dec; 146(6):1461-9.
4. Autonomic dysreflexia: an important cardiovascular complication in spinal cord injury patients. Gunduz H, Binak DF. Cardiol J. 2012; 19(2):215-9.
5. Autonomic dysreflexia: a medical emergency. Bycroft J, Shergill IS, Chung EA, Arya N, Shah PJ. Postgrad Med J. 2005 Apr; 81(954):232-5.
6. Rehabilitation medicine: 1. Autonomic dysreflexia. Blackmer J. CMAJ. 2003 Oct 28; 169(9):931-5.
7. Autonomic Dysreflexia. J Clavijo. (2015) pp 181-185 In: Handbook of On Call Urology. Ed. Urology Solutions Publishing. Lincolnshire. UK. 2015. ISBN: 0993176003.

ÍNDICE DE TÉRMINOS.

absorbentes, 23, 59, 119, 125, 126, 127, 134
accidente cerebrovascular, 130
acupuntura, 66, 108
Alarma miccional, 107
anticolinérgicos, 64, 65, 134
aponeurosis, 90, 129
Atropina, 40, 64
Biofeedback, 59, 86
bolsa, 120, 121, 124, 140, 144, 145, 146, 147
Bricker, 145
Burch, 87, 88, 98, 99
capacidad vesical, 15, 20
Cateterismo intermitente, 135
cistometría, 47
Cistoplastia, 70, 75
cistoplastia de ampliación, 142
Cistoscopia, 34
cistostomía, 121, 139
Colectores de orina, 122
cólico, 117
cuello vesical, 15, 17, 40, 82, 87, 94
Darifenacina, 64, 73
Derivación continente, 143
Derivación incontinente, 143
deseo miccional, 15, 36, 46, 49
Desmopresina, 102, 106, 110, 111, 113
detrusor, 15, 17, 19, 21, 32, 33, 40, 46, 47, 48, 150
Diabetes, 30, 35
diario miccional, 23, 34, 36, 58, 62, 71, 95, 102, 105, 137
disreflexia autonómica, 119, 148, 151, 152
diuresis, 40
Ecografía, 46, 150
elevador del ano, 83
embarazos, 30, 32, 92
enuresis, 28, 102, 103, 104, 105, 106, 107, 108, 109, 110, 112, 113
Enuresis, 20, 21, 102, 103, 112
esfínter estriado, 15, 17, 19, 40
Esfínter urinario artificial, 94
estimulación eléctrica, 86, 87, 128
estoma, 144, 145, 146
Estradiol, 78, 79
estreñimiento, 30, 33, 35, 60, 64, 73, 110
Estriol, 78
estudio urodinámico, 46, 47, 50, 57, 58
fascia, 90
fase de llenado, 12, 15, 17, 47
Fístulas, 114, 116, 117, 128, 129
Flavoxate, 64

flujometría, 47
fórceps, 37, 117
glaucoma, 65, 134
goteo, 21, 36
higiene, 22, 120, 134, 136, 139, 145
Hioscina, 64
ICIQ, 23, 34, 36
Imipramina, 40, 73, 107
Inyecciones periuretrales, 93
IPSS, 23, 26, 34
Kegel, 64, 71, 74, 82, 84, 95, 99
laparoscopia, 88
lesiones medulares, 29
medidas higiénico-dietéticas, 51, 81
medula espinal, 130
Menopausia, 30
micción, 12, 14, 15, 16, 17, 18, 19, 20, 21, 23, 36, 41, 43, 46, 49, 58, 60, 62, 63, 69, 82, 119, 128
Mirabegron, 65, 73
Mitrofanoff, 143
músculos perineales, 14, 37
nervio tibial, 59, 65, 66, 67
neuromodulación, 51, 58, 65, 76
Nifedipina, 40, 150
Obesidad, 30, 60
Oxibutinina, 64
pañales, 108, 126
Parkinson, 29, 35, 130
partos, 28, 29, 30, 32, 36, 114
Pinzas de pene, 124
presión intravesical, 33, 48
prolapso, 19, 31
próstata, 33, 41
Re-Entrenamiento vesical, 60
residuo post-miccional, 42
resistencia uretral, 17
sistema nervioso, 17, 19, 20, 22, 130, 131
Solifenacina, 64, 73
sondas, 47, 119, 120, 121, 134, 139
Tabaquismo, 30, 60
Terapia de Reemplazo Hormonal, 78
Tolterodina, 64, 73
Tomografía, 46
TOT, 89, 97
toxina botulínica, 59, 68, 69, 76, 141
TVT, 89, 97
uretra, 12, 15, 17, 89, 90, 94
Urodinamia, 34, 43, 46, 149
vejiga, 12, 15, 17, 18, 19, 22, 29, 33, 37, 48, 50, 120, 148, 150

www.ingramcontent.com/pod-product-compliance
Ingram Content Group UK Ltd.
Pitfield, Milton Keynes, MK11 3LW, UK
UKHW020723041026
15590UKWH00002B/843

9 780993 176081